教育部/中央财政支持高职院校专业发展项目
江苏省示范性高等职业院校专业建设项目
医学影像技术专业无界化教学系列教材

U0203150

腹部影像检查技术

FUBU YINGXIANG JIANCHA JISHU

主　编　张益兰　张慧丽

副主编　史　讯　徐梅梅　沈孝翠　唐晨虎　蒋国斌

―――― 本 书 编 委 ――――

（按姓氏笔画排序）

史　讯　江苏省盐城市第一人民医院　　　徐红涛　江苏医药职业学院

沈孝翠　江苏医药职业学院　　　　　　　徐梅梅　江苏医药职业学院

张益兰　江苏医药职业学院　　　　　　　蒋国斌　南京医科大学第二附属医院

张慧丽　江苏医药职业学院　　　　　　　梁红光　连云港灌南仁慈医院

吴隽松　江苏医药职业学院　　　　　　　黄俊华　苏州市吴中区甪直人民医院

周　燕　广州市妇女儿童医疗中心　　　　曹慧芸　苏州市吴中区甪直人民医院

唐晨虎　南京市中西医结合医院

江苏大学出版社
JIANGSU UNIVERSITY PRESS

镇 江

图书在版编目(CIP)数据

腹部影像检查技术/张益兰,张慧丽主编.—镇江：
江苏大学出版社,2017.8(2021.8重印)
ISBN 978-7-5684-0522-5

Ⅰ.①腹… Ⅱ.①张… ②张… Ⅲ.①腹腔疾病—影
象诊断 Ⅳ.①R572.04

中国版本图书馆 CIP 数据核字(2017)第 173737 号

腹部影像检查技术

主　　编/张益兰　张慧丽
责任编辑/李经晶
出版发行/江苏大学出版社
地　　址/江苏省镇江市梦溪园巷 30 号(邮编：212003)
电　　话/0511-84446464(传真)
网　　址/http：//press.ujs.edu.cn
排　　版/镇江文苑制版印刷有限责任公司
印　　刷/镇江文苑制版印刷有限责任公司
开　　本/787 mm×1 092 mm　1/16
印　　张/9.25　彩插 4 页
字　　数/219 千字
版　　次/2017 年 8 月第 1 版
印　　次/2021 年 8 月第 3 次印刷
书　　号/ISBN 978-7-5684-0522-5
定　　价/32.00 元

如有印装质量问题请与本社营销部联系(电话：0511-84440882)

前　言

20 世纪 70 年代以来,随着医学科学技术的飞速发展,X 线计算机断层成像(X-ray computer,x-ray CT,CT)、核磁共振成像(magnetic resonance imaging,MRI)等现代影像技术相继崛起并迅速普及。现代医学影像不仅提供丰富的组织与器官的位置与形态,而且使人们能够更全面深入地认识人体的生理、生化和病理过程。目前迫切需要熟悉和掌握医学影像技术的人才,现在大部分教材是以医学影像解剖、医学影像检查技术、医学影像诊断来设计组建,本系列教材以综合素质养成为主线,职业岗位能力为导向,将专业基础课程医学影像成像原理、X 线摄影化学及照片打印技术、放射物理与防护、质量控制概要等整合为《医学影像基础概论》;在其基础上将原有的专业课程医学影像检查技术、医学影像解剖、医学影像诊断等构建为以人体头颈、胸、腹、盆、脊柱四肢为模块的专业核心课程教材:《头颈部影像检查技术》《胸部影像检查技术》《腹部影像检查技术》《盆部影像检查技术》和《脊柱与四肢影像检查技术》。本系列教材打破传统学科界限,将解剖、医学影像检查技术、医学影像诊断等学科知识精简优化、有机组合;重点放在各种医学影像检查技术操作及正常影像的解读,突出其应用性。

《腹部影像检查技术》主要讲述腹部的相关解剖(本部位的系统解剖和典型影像解剖),医学影像检查技术(X 线、CT、MRI、超声),常见病和多发病的影像诊断和鉴别诊断;并且附有项目一、二部分彩图。本教材由张益兰、张慧丽、沈孝翠、徐梅梅、徐红涛、吴隽松、史讯、周燕、梁红光、黄俊华、蒋国斌、唐晨虎、曹慧芸等老师参与编写,在此谨向参编人员以及所有支持、帮助、指导本书编写的同志们表示由衷的感谢。

本书可作为高职高专影像技术专业的教学用书或者教学参考用书,也可供医学影像专业的研究工作者和医疗工作者的参考。由于编者水平有限,疏漏在所难免,诚望广大读者批评指正。

编　者
2017 年 7 月

目 录

项目一

腹部影像检查相关解剖

学习目标

1. 识别腹部器官的形态、位置、解剖结构及其特点；
2. 明确上、下消化道的组成及分界，肝外胆道的组成；
3. 认识腹部横断面上解剖结构。

腹部位于胸部和盆部之间，由腹壁、腹腔和腹腔脏器构成，腹腔的上方为膈，下方通过骨盆上口与盆腔延续。腹腔的实际范围比腹部的体表界限大。腹腔内主要含有消化系统的器官和结构。人体的消化系统由消化管和消化腺两大部分组成（图 1-1-1、图 1-1-2）。

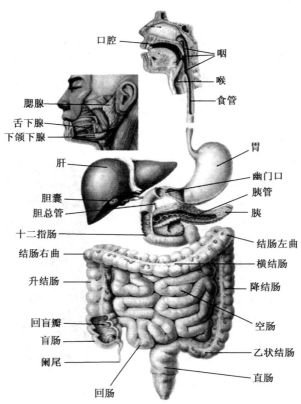

图 1-1-1　消化系统模式图

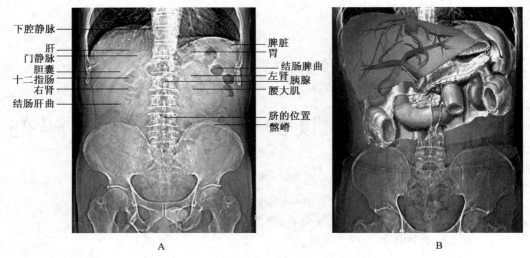

下腔静脉
肝
门静脉
胆囊
十二指肠
右肾
结肠肝曲

脾脏
胃
结肠脾曲
左肾
胰腺
腰大肌

脐的位置
髂嵴

A

B

图 1-1-2　腹部正位 CT 定位像

任务 1　消化道解剖

　　消化管(alimentary canal)是一条从口腔至肛门的管道。自上而下依次为口腔、咽、食管、胃、小肠(十二指肠、空肠、回肠)及大肠(盲肠、阑尾、结肠、直肠、肛管)。临床上，通常把从口腔至十二指肠的这一段管道称上消化道，空肠以下的部分称下消化道。

一、食管

(一) 食管的位置与分部

　　食管(esophagus)是一前后略扁的肌性管道。上端起自咽下缘，相当于环状软骨或第 6 颈椎下缘，下端止于胃贲门，相当于第 11 胸椎水平，前方平对第 7 肋软骨，全长约 25 cm。食管经颈部和胸部，穿膈食管裂孔进入腹腔，故可分为颈、胸和腹三部。颈部上起环状软骨下缘，下至胸骨颈静脉切迹水平，长约 5 cm。胸部上起胸骨颈静脉切迹，下至膈食管裂孔，长约 18 cm。腹部由食管裂孔至胃贲门，长 1 ~ 2 cm。成人，由切牙至贲门的距离约为 40 cm(图 1-1-3 参见彩图)。

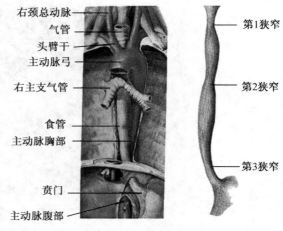

右颈总动脉
气管
头臂干
主动脉弓
右主支气管
食管
主动脉胸部
贲门
主动脉腹部

第1狭窄
第2狭窄
第3狭窄

图 1-1-3　食管(前面观)

（二）食管的3个狭窄与3个压迹

食管的管径并非上下均匀一致的，全长呈现3个狭窄部。第1狭窄部位于咽与食管交接处，距中切牙15 cm;第2狭窄部位于气管权水平，食管经过左主支气管后方与其交叉处，相当于胸骨角或第4与第5胸椎椎间盘水平，距中切牙25 cm;第3狭窄部位于食管通过膈食管裂孔处，相当于第10胸椎水平，距中切牙37～40 cm。食管的3个狭窄具有一定的临床意义。第1狭窄部是食管内异物易于滞留处，而第2、3狭窄部是食管癌的好发部位。临床上，位于第2狭窄部的食管癌较为多见。

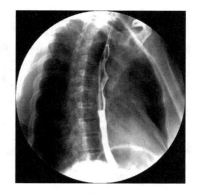

右前斜位是观察食管的常用位置，在其前缘可见3个生理性压迹，自上而下分别为主动脉弓压迹、左主支气管压迹和左心房压迹，在上、下2个压迹之间，食管往往相对膨出，勿误为憩室（图1-1-4）。

图1-1-4 食管X线 右前斜位

（三）食管壁的结构

食管具有消化管典型的4层结构。食管空虚时，断面呈扁圆形，食管黏膜形成纵行的皱襞向管腔突出。食管上段的纵行黏膜皱襞的数目与形状变化较大，在中、下段，一般有纵行黏膜皱襞3～4条。正常食管黏膜湿润光滑，内窥镜观察，黏膜色泽浅红或浅黄，黏膜下血管隐约可见。黏膜下层含许多较大的血管、神经丛和淋巴管，另外，还有大量黏液腺。食管壁的肌层，上1/3段为横纹肌，下1/3段属平滑肌，食管的中1/3段由横纹肌与平滑肌混合组成。外膜由疏松结缔组织构成。

二、胃

胃（stomach）是消化管最膨大的部分，上连食管，下续十二指肠。其大小和形态因胃充盈程度、体位及体型等状况而不同。成人胃容量约1 500 mL。胃除容纳食物和分泌胃液外，还兼有内分泌功能。

（一）胃的形态和分部

胃有上下两口，大小两弯和前后两壁，可分为4部。胃的上口称贲门（cardia），接食管。下口称幽门（pylorus），通十二指肠。

胃小弯，相当于胃的右上缘，自贲门延伸到幽门。在胃小弯最低处，可见一切迹，称角切迹，它是胃体与幽门部在胃小弯的分界。胃大弯起始于贲门切迹，此切迹为食管左缘与胃大弯起始处所构成的锐角。胃大弯起始部凸向左上方，大部分凸向左下方。

胃分为4部。贲门部（cardiac part）指胃贲门周围的部分，与胃的其他部分无明显的界限。胃底指贲门切迹平面以上的部分，亦称胃穹窿，其中含有咽下的空气（约50 mL），X线摄片上可见一气泡，放射学中称之为胃泡。胃体（body of stomach）上方与胃底相续，下界在胃小弯为角切迹，在胃大弯无明显界标，一般以胃大弯开始转为近于横向行走处为界，此处与角切迹之连线为胃体与幽门部的分界线。幽门部（pyloric part）居胃体下界与幽门之间。在幽门部的大弯侧有一浅沟，称中间沟，将幽门部分为左侧的幽门窦及右侧的幽门管。幽门窦通常居胃的最低部,幽门管长约 2～3 cm。胃溃疡和胃癌多发生于胃的幽门窦近胃小弯处,临床上所称的"胃窦"即幽门窦,或是包括幽门窦在内的幽门部(图 1-1-5、图 1-1-6)。

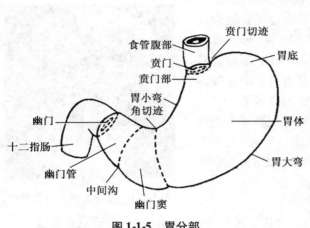

图 1-1-5　胃分部

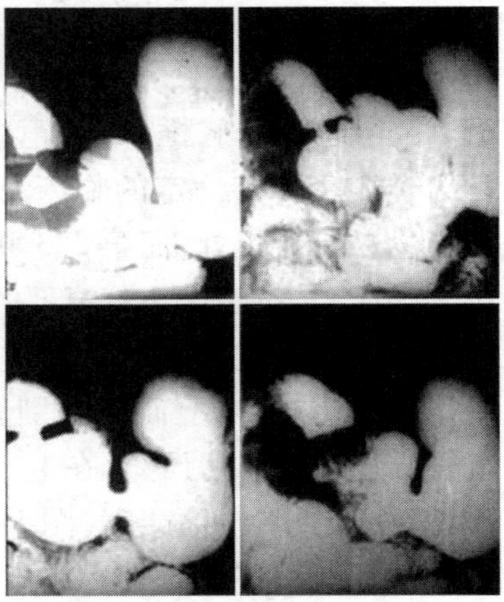

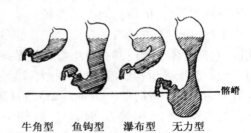

图 1-1-6　幽门钡检正位

(二)胃的位置和分型

胃的位置(图 1-1-7 参见彩图)因体型、体位、胃的虚盈等情况的不同而有很大的变化。胃在中等充盈时,大部分位于左季肋区,小部分位于腹上区。胃的前壁在右侧与肝左叶贴近,在左侧与膈相邻,为左肋弓所掩盖。介于肝左叶与左肋弓之间的胃前壁,直接与腹壁相贴。胃后壁与胰、横结肠、左肾和左肾上腺相邻,胃底与膈和脾相邻。贲门与幽门的位置比较固定,贲门位于第 11 胸椎左侧,幽门在第 1 腰椎右侧附近。胃大弯的位置较低,其最低点一般在脐平面。胃壁肌张力低、饱食后站立时,胃大弯最低点向下可达髂嵴水平。

胃的形状与体型、张力和神经功能状态有关,一般可分为 4 种类型(图 1-1-8)。

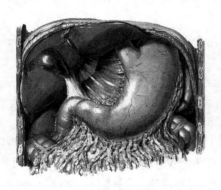

图 1-1-7　胃位置

图 1-1-8　胃分型

（1）牛角型胃,多见于矮胖体型,位置和张力均高,呈横位,胃腔上宽下窄,角切迹不明显。

（2）鱼钩型胃，多见于中等体型，张力中等，角切迹明显，胃下极约与髂嵴水平同高。

（3）瀑布型胃，胃底呈囊袋状向后反折，胃泡大，胃体较细，胃下极多在髂嵴水平以上。

（4）无力型胃，常见于瘦长体型，位置与张力均较低，胃腔上窄下宽如水袋状，胃下极常在髂嵴连线水平以下。

（三）胃壁的构造

胃壁有4层结构。黏膜层柔软，血供丰富，呈红色或红褐色。胃黏膜形成许多高低不一的皱襞，胃小弯处的4~5条纵行皱襞较为恒定，皱襞间的沟称胃道（即黏膜间沟）。胃黏膜在幽门形成环行皱襞，突向腔内，称幽门瓣。胃黏膜表面遍布不规则分布的小沟，小沟相互连成网状。网眼中胃黏膜呈小丘样隆起，直径1~6 mm，称胃区（gastric area），用放大镜观察，胃区表面有许多小凹陷，称胃小凹（gastric pit），是胃腺开口之处（图1-1-9 参见彩图）。

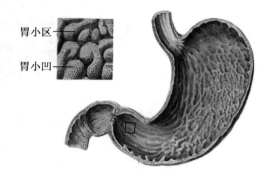

图1-1-9　胃黏膜皱襞

黏膜下层由疏松结缔组织构成，内含丰富的血管、淋巴管、神经丛。肌层由3层平滑肌组成，自外向内依次为纵层、环层与斜行纤维层（图1-1-10 参见彩图），环层最发达，在幽门处特别增强，形成幽门括约肌（pyloric sphincter），有延缓胃内容物排空和防止肠内容物逆流至胃的作用。胃的外膜为一层浆膜。

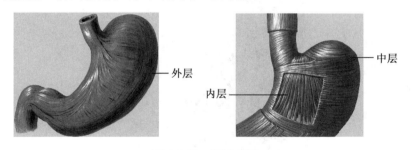

图1-1-10　胃壁肌层

三、小肠

小肠（small intestine）上起自幽门，下接盲肠，分十二指肠、空肠与回肠3部，成人全长5~7 m（图1-1-11 参见彩图）。

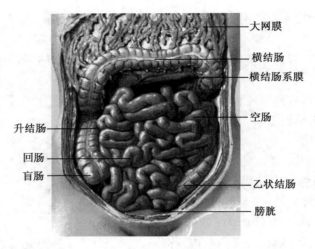

图 1-1-11　小肠(前面观)

(一) 十二指肠

十二指肠(duodenum)介于胃与空肠之间,全长约 20 ~ 25 cm,紧贴腹后壁,是小肠中长度最短、管径最大、位置最深且最为固定的小肠段。由于它既接受胃液的注入,又接受胰液和胆汁的注入,所以十二指肠的消化功能十分重要。十二指肠外形呈"C"形,包绕胰头,可分为上部、降部、水平部和升部 4 部(图 1-1-12 参见彩图)。

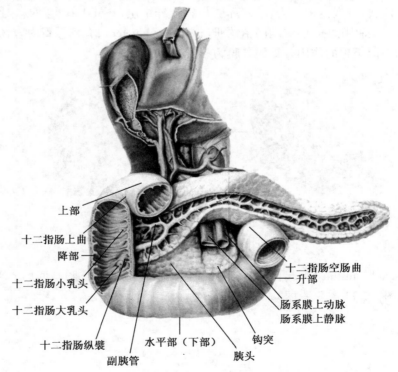

图 1-1-12　胆道十二指肠和胰腺

（1）上部，十二指肠上部（superior part of duodenum）长约 5 cm，起自胃的幽门，行向右后方，至胆囊颈的后下方，急转向下移行为降部。上部与降部之间的转折处为十二指肠上曲（superior duodenal flexure）。十二指肠上部近幽门约 2.5 cm 的一段肠管，壁较薄，黏膜面较光滑，没有或甚少环状襞，此段称十二指肠球（duodenal bulb）。十二指肠球是十二指肠溃疡的好发部位。在十二指肠上部，十二指肠球的远端，临床上称之为十二指肠球后部。该部的癌肿可浸润或压迫其后方的胆总管，患者可出现阻塞性黄疸。

（2）降部，十二指肠降部（descending part of duodenum）长约 7~8 cm，起自十二指肠上曲，沿第 1~3 腰椎体和胰头右侧下降，至第 3 腰椎水平，弯向左侧，移行为水平部，转折处为十二指肠下曲。降部的黏膜形成许多环状襞，其后内侧壁的内面有一纵行的皱襞，称十二指肠纵襞。纵襞下端的圆形隆起称十二指肠大乳头（major duodenal papilla），距中切牙约 75 cm，胆总管和胰管共同开口于此。大乳头稍上方，偶尔可见十二指肠小乳头，这是副胰管的开口处。

（3）水平部，十二指肠水平部（horizontal part of duodenum）又称下部，长约 10 cm，起自十二指肠下曲，自右向左横行，经下腔静脉、腹主动脉前方，至第 3 腰椎左侧续于升部。肠系膜上动脉与肠膜上静脉紧贴此部前面通过。

（4）升部，十二指肠升部（ascending part of duodenum）长约 2~3 cm，自第 3 腰椎左侧向上，至第 2 腰椎左侧转折向前下方，形成十二指肠空肠曲，续于空肠。十二指肠空肠曲由十二指肠悬肌连于右膈脚。十二指肠悬肌和其表面的腹膜皱襞共同构成十二指肠悬韧带（suspensory ligament of duodenum），又称 Treitz 韧带，它是确定空肠起端的重要标志。

（二）空肠和回肠

空肠（jejunum）和回肠（ilium）上接十二指肠，下续盲肠，借小肠系膜固定于腹后壁，故又称系膜小肠。空、回肠有系膜附着的边缘叫系膜缘，其相对缘叫对系膜缘或游离缘。空、回肠无明显分界，但空肠占空、回肠全长近端 2/5，占据腹腔的左上部；回肠占空回、肠全长远程 3/5，位于腹腔右下部，部分位于盆腔内。外观上，空肠管径较粗，管壁较厚，血管较多，颜色较红；而回肠管径较细，管壁较薄，血管较少，颜色较浅。此外，肠系膜的厚度从上至下逐渐变厚，脂肪含量越来越多。空、回肠肠系膜内血管的分布也有区别，空肠的直血管较回肠的长，回肠的动脉弓的级数多（可达 4 级或 5 级弓），而空肠的动脉弓的级数少。

空、回肠具有消化管典型的 4 层结构，其黏膜形成许多环状襞（图 1-1-13），襞上有大量小肠绒毛，因而极大地增加了小肠的吸收面积。黏膜和黏膜下组织内含有淋巴滤泡，分孤立淋巴滤泡与集合淋巴滤泡两类，前者分散于空肠与回肠黏膜内，后者又称 peyer 斑，多见于回肠下部，有

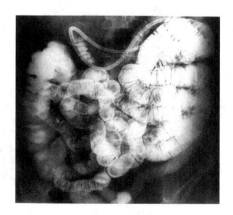

图 1-1-13　小肠双重对比（灌肠）仰卧前后位

20～30个,呈梭形,其长轴与小肠长轴一致,常位于回肠的对系膜缘(图 1-1-14、图 1-1-15 参见彩图)。肠伤寒的病变发生在集合淋巴滤泡,可并发肠穿孔或肠出血。另外,约2%的成人在距回肠末端0.3～1 m范围的回肠壁上,有长2～5 cm的囊状突起,自肠壁向外突出,口径略细于回肠,称 Meckel 憩室,此为胚胎时期卵黄蒂未消失形成的。

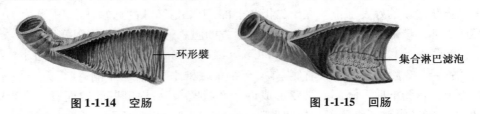

图 1-1-14 空肠   图 1-1-15 回肠

四、大肠

大肠(large intestine)是消化管的下段,全长约1.5 m,围绕于空、回肠周围,分盲肠、阑尾、结肠、直肠和肛管(图 1-1-16 参见彩图)。

除直肠、肛管及阑尾外,结肠和盲肠具有3种特征性结构,即结肠带、结肠袋和肠脂垂。结肠带(colic bands)由肠的纵行肌增厚而成,有3条,沿肠的纵轴排列(图 1-1-17 参见彩图),3条结肠带均汇集于阑尾根部。结肠袋(haustra of colon)的形成是由于结肠带较肠管短,使后者皱褶呈囊袋状,结肠袋为由横沟隔开向外膨出的囊状突起。肠脂垂(epiploicae appendices)为沿结肠带两侧分布的许多小突起,由浆膜及其所包含的脂肪组织形成。在结肠的内面,相当于结肠袋间的横沟处,环行肌增厚,肠黏膜皱褶成结肠半月襞(图 1-1-17 参见彩图)。

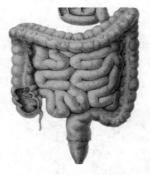
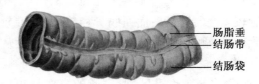

图 1-1-16 大肠   图 1-1-17 结肠

(一)盲肠

盲肠(cecum)是大肠的起始部,下端呈盲囊状,上续升结肠,左侧与回肠末端相连,以回盲瓣与升结肠及回肠为界。回盲瓣是由回肠末端突入盲肠所形成的上、下两个半月形的皱襞。此瓣可阻止小肠内容物过快地流入大肠,以便食物在小肠内充分消化吸收,并可防止盲肠内容物逆流到回肠。盲肠位于右髂窝内,高位盲肠可在髂窝上方,甚至到达肝右叶下方,低位盲肠可到达小骨盆内。回盲瓣只允许回肠内的食糜残渣进入盲肠,而阻止大肠内容物反流回小肠。结肠有完全性梗阻的影响:一方面,由于阻塞的近端肠管内压力逐渐上升,影响血液循环;另一方面,结肠内细菌种类和数量较多,形成所谓"闭袢性肠梗阻"。这类梗阻如得不到及时处理,将会出现严重的后果。

(二)阑尾

阑尾(vermiform appendix)的根部连于盲肠的后内侧壁,远程游离,平均长度 6 ~ 8 cm,经阑尾孔开口于盲肠后内侧壁。儿童的阑尾相对较成人长,中年以后阑尾逐渐萎缩变小。阑尾的外径介于 0.5 ~ 1.0 cm,管腔狭小,排空较差。

阑尾的位置因人而异,可位于回肠末端的前面或后面,或位于盲肠后方或下方,也可越过骨盆缘进入盆腔内(图 1-1-18 参见彩图)。据国内体质调查资料,阑尾以回肠后位和盲肠后位为多,盆位次之,再次为盲肠下位和回肠前位。此外,还可有肝下位和左下腹位等,虽属少见,但在急腹症的诊断过程中,应予考虑。鉴于阑尾位置变化颇多,手术中有时寻找困难,由于 3 条结肠带均在阑尾根部汇集,故沿结肠带向下追踪,是寻找阑尾的可靠方法。

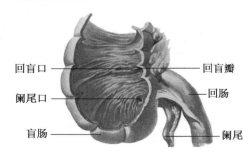

图 1-1-18　盲肠和阑尾

阑尾根部的体表投影,通常以脐与右侧髂前上棘连线的中、外 1/3 交点(McBurney 点)为标志。有时也以左、右髂前上棘连线的右、中 1/3 交点(Lanz 点)表示。

(三)结肠

结肠(colon)在右髂窝内续于盲肠,在第 3 骶椎平面连接直肠,其整体呈"M"形,将空、回肠包围在内。结肠分升结肠、横结肠、降结肠和乙状结肠 4 部分,大部分固定于腹后壁。结肠的直径自其起端的 6 cm,逐渐递减为乙状结肠末端的 2.5 cm,这是结肠肠腔最狭细的部位。

(1)升结肠(ascending colon),续于盲肠,沿腰方肌和右肾前方上升至肝右叶下方,转折向左前下方移行为横结肠,转折的弯曲称结肠右曲,又称肝曲。升结肠长度因盲肠位置的高低而异,其后壁借结缔组织贴附于腹后壁,活动度甚小。

(2)横结肠(transverse colon),起自结肠右曲,向左横行,至脾下方转折向下,续于降结肠,转折处称结肠左曲。结肠左曲又称脾曲,其位置较结肠右曲为高,接近脾和胰尾,故结肠左曲的位置较高、较深。横结肠由横结肠系膜连于腹后壁,活动度大,横结肠中部下垂至脐或低于脐平面。

(3)降结肠(descending colon),自结肠左曲起,沿左肾与腰方肌前面下行,至左髂嵴处续于乙状结肠,活动度小。

(4)乙状结肠(sigmoid colon),自左髂嵴水平开始,沿左髂窝转入盆腔内,全长呈"乙"字形弯曲,至第 3 骶椎平面续于直肠。乙状结肠借乙状结肠系膜连于骨盆侧壁,活动度较大。

(四)直肠

直肠(rectum)在第 3 骶椎水平接乙状结肠,向下沿第 4 ~ 5 骶椎和尾骨前面下降,穿

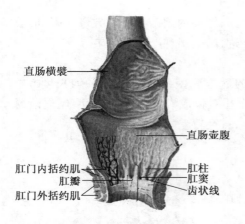

图 1-1-19 直肠和肛管（内面观）

过盆膈移行为肛管，全长约 10 ~ 14 cm。直肠在矢状面上有两个弯曲：直肠骶曲凸向后，与骶、尾骨前面弯曲一致；直肠会阴曲是直肠绕过尾骨尖形成凸向前方的弯曲。

直肠上端与乙状结肠交接处管径较细，直肠下部显著膨大，称直肠壶腹（ampulla of rectum）。直肠内面有 3 个直肠横襞，由黏膜及环行肌构成。最上方的直肠横襞接近直肠乙状结肠交接处，位于直肠左壁，距肛门约 11 cm。中间的直肠横襞最大而明显，位置最恒定，位于直肠右壁，距肛门约 7 cm。最下方的一条直肠横襞多位于直肠左壁，有时此横襞缺如（图 1-1-19 参见彩图）。

（五）肛管

肛管（anal canal）的上端在盆膈平面与直肠相接，下端止于肛门，长约 4 cm，为肛门括约肌所包绕。肛管内面有 6 ~ 10 条纵行的黏膜皱襞，称肛柱，柱内有动、静脉和纵行肌。肌柱下端之间，彼此借半月形的黏膜皱襞相连，这些半月形的黏膜皱襞称肛瓣。肛瓣与肛柱下端共同围成的小隐窝称肛窦，窦口向上，肛门腺开口于此，窦内往往积存粪屑，易于感染而发生肛窦炎（图 1-1-19）。肛柱上端的连线称肛直肠线，即直肠与肛管的分界线。肛柱下端与肛瓣边缘连成锯齿状环行线，环绕肠管内面，称齿状线（dentate line）。齿状线是肛管内皮肤和黏膜的分界，也是临床上区分内、外痔的标志。

任务 2　消化腺及其相关结构解剖

消化腺（alimentary gland）可分为大消化腺和小消化腺两种。大消化腺位于消化管壁外，成为一个独立的器官，所分泌的消化液经导管流入消化腔内，如大唾液腺、肝和胰；小消化腺分布于消化管壁内，位于黏膜层或黏膜下层，如唇腺、颊腺、食管腺、胃底腺、肠腺等。

一、大唾液腺

大唾液腺又称口腔腺，包括腮腺、下颌下腺、舌下腺等 3 对大唾液腺，以及分布于口腔黏膜的小腺体。腮腺体积最大，位于耳的前下方，导管开口于平对上颌第 2 磨牙处的颊黏膜上。下颌下腺位于下颌体深面，导管开口于舌下阜。舌下腺位于舌下襞的深面，导管开口于舌下阜和舌下襞（图 1-2-1 参见彩图）。

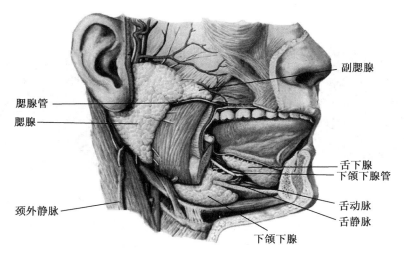

图 1-2-1 腮腺、下颌下腺及舌下腺(外侧面)

副腮腺

腮腺管
腮腺

舌下腺
下颌下腺管
舌动脉
舌静脉

颈外静脉

下颌下腺

二、胃底腺

位于胃底和胃体部的腺体称胃底腺,胃底腺主要有 2 种细胞:壁细胞和主细胞。壁细胞可分泌盐酸和内因子。主细胞主要分泌胃蛋白酶原,被盐酸激活为胃蛋白酶后,可使食物中的蛋白质水解。

三、肝

肝(liver)是人体最大的腺体。我国成年人肝的重量:男性平均 1 299.94 g,女性平均 1 220.48 g。肝的长径(左右径)×宽径(上下径)×厚(前后径)为 258 mm×152 mm×58 mm。它接受肝动脉和肝门静脉的双重注入,这是其有别于其他腺体的一个重要特点。

肝的功能极为复杂,它是机体新陈代谢最活跃的器官,除分泌胆汁外,还参与蛋白质、脂类、糖类和维生素等物质的合成、转化与分解。此外,激素、药物等物质的转化和解毒也在肝内进行。肝还具有吞噬防御功能,胚胎时期有造血功能。

(一)肝的外形

肝在活体呈红褐色,质软而脆。肝呈不规则的楔形,可分为上、下两面,前、后、左、右四缘。肝上面隆凸,与膈相接触,故又称膈面。膈面前部借矢状位的镰状韧带分成肝右叶(right lobe)和肝左叶(left lobe)。膈面后部没有腹膜被覆的部分称裸区,裸区的左侧部分有一较宽的沟称腔静脉沟,有下腔静脉通过(图 1-2-2、图 1-2-3 参见彩图)。

肝下面朝向下后方,凹凸不平,与腹腔脏器相邻,故又称脏面。脏面中部有一呈"H"形的沟,即两条纵沟和一条横沟。其中横行的沟是肝固有动脉左、右支,肝左、右管,肝门静脉左、右支及神经和淋巴管进出的门户,故称肝门(porta hepatis)。出入肝门的这些结构被结缔组织所包裹,合称肝蒂。肝蒂中 3 种结构的位置关系是肝左、右管在右前,肝固有动脉左、右支居左前,肝门静脉左、右支居后。左纵沟为一条较深的狭裂,前部有肝圆韧带通过, 称肝圆韧带裂;后部容纳静脉韧带,称静脉韧带裂。肝圆韧带是

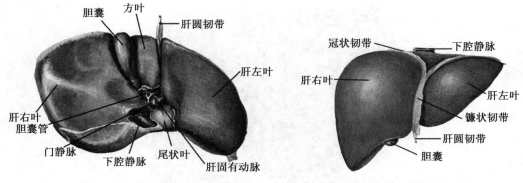

图 1-2-2 肝（下面观）　　　　**图 1-2-3 肝（前面观）**

脐静脉闭锁后的遗迹。静脉韧带是胎儿时期静脉导管的遗迹。右纵沟前部容纳胆囊，称胆囊窝；后部为腔静脉沟，有下腔静脉通过。在腔静脉沟的上端有左、中、右肝静脉注入下腔静脉，故将此沟上端称为第 2 肝门。在沟的下端亦有大小不等的肝静脉注入下腔静脉。胆囊窝由肝下缘向后上方可达肝门，与腔静脉沟并不相连。肝的脏面借"H"形的沟将其分为 4 个叶：左叶位于左纵沟的左侧；方叶位于肝门之前，肝圆韧带裂与胆囊窝之间；尾状叶位于肝门之后，静脉韧带裂与腔静脉沟之间，尾状叶前下部向左侧的突起为乳头突，向右侧的突起为尾状突，伸向肝右叶（有时尾状突较长，且离开肝下面，影像诊断时易误诊为肿块）；右叶位于右纵沟之右侧（图 1-2-2）。

　　肝前缘又称下缘，是肝的脏面与膈面之间的分界线，薄而锐利。在肝前缘与胆囊底及肝圆韧带接触处有胆囊切迹与肝圆韧带切迹。肝后缘钝圆，朝向脊柱。肝右缘是肝右叶的右下缘，也较钝圆。肝左缘即肝左叶的左缘，薄而锐利。

　　（二）肝的位置和毗邻

　　肝大部分位于右季肋区和腹上区，小部分位于左季肋区。肝大部分被胸廓所掩盖，仅一小部分位于左、右肋弓之间的腹上区，直接与腹前壁相接触。

　　肝的上界与膈穹窿一致，在右锁骨中线平第 5 肋间或第 5 肋；向左，肝上界经胸骨体与剑突结合处，最后终于左侧第 5 肋间左锁骨中线附近。肝下界即肝前缘，在右侧，肝前缘与右肋弓大体一致，故体检时，在右肋弓下不能触到肝，在腹上区左、右肋弓间，肝前缘在剑突下约 3 cm。3 岁以下的健康幼儿，由于腹腔的容积较小，而肝体积相对较大，肝下缘常低于右肋弓下 1.5～2.0 cm，到 7 岁以后，则在右肋弓下不能触到。肝借镰状韧带和冠状韧带连于膈下面和腹前壁，因此在呼吸时，肝可随膈上下移动。平静呼吸时，肝的上下移动范围约 2～3 cm。

　　肝的脏面在左叶与胃前壁相邻，后上部邻接食管的腹部；在右叶，前部与结肠右曲相邻接，中部近肝门处邻接十二指肠上曲，后部邻接右肾和右肾上腺。

　　（三）肝的分叶与分段

　　按外形，肝可分为左叶、右叶、方叶与尾状叶。然而，这种分叶方法不符合肝内管道系统的分布规律，因此不能适应肝部分切除的要求。

　　肝内有 4 套管道，形成两个系统，即肝静脉系统和 Glisson 系统。肝门静脉、肝动脉及肝管的各级分支均结伴同行,并由结缔组织鞘包裹,共同组成 Glisson 系统。所谓肝段就是根据 Glisson 系统的分支与分布以及肝静脉的走行划分的。Glisson 系统分布于肝段内,肝静脉走行于肝段间,两者在肝内呈相嵌配布。根据 Glisson 系统的分支与分布,肝可分为两半肝(左半肝、右半肝)、5 叶(右前叶、右后叶、左内叶、左外叶与尾状叶)、8 段(尾状叶左外叶上、下段,右前叶上、下段,右后叶上、下段)(图 1-2-4、图 1-2-5 参见彩图)。

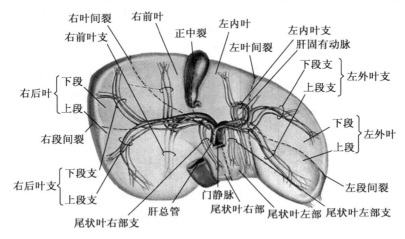

图 1-2-4　肝叶、肝段和血管,胆管的肝内分布

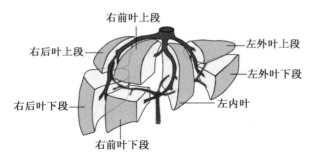

图 1-2-5　肝段(couinaud 肝分段法)

四、肝外胆道

胆汁由肝细胞产生,经肝内各级胆管收集,出肝门后,再经肝外胆道输送到十二指肠。肝外胆道包括肝左管、肝右管、肝总管、胆囊与胆总管(图 1-2-6 参见彩图)。

(一)肝总管

肝左管、肝右管分别由左、右半肝内的毛细胆管逐渐汇合而成,出肝后汇合成为肝总管(common hepatic duct)。肝总管位于肝十

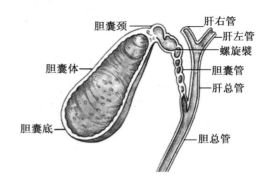

图 1-2-6　肝外胆道

二指肠韧带内,其下端与胆囊管汇合成胆总管。

(二) 胆囊

胆囊(gallbladder)为贮存和浓缩胆汁的囊状器官,呈长梨形,长 8 ~ 12 cm,宽 3 ~ 5 cm,容量 40 ~ 60 mL,位于肝的胆囊窝内,借疏松结缔组织与肝相连。

胆囊分底、体、颈、管 4 部,胆囊底是胆囊的盲端,圆钝而略膨大。胆囊底突向前下方,多露出于肝下缘,并与腹前壁的内面相接触。胆囊底的体表投影相当于右腹直肌外侧缘与右侧肋弓相交处。胆囊体位于胆囊底与胆囊颈之间,三者间无明显分界,其伸缩性较大。胆囊颈是胆囊体向后的延续部分,细而弯曲,与胆囊管相续。胆囊管长 3 ~ 4 cm,直径 0.2 ~ 0.3 cm,近胆囊颈的一段,其黏膜形成螺旋状的皱襞,称螺旋襞,胆结石常嵌顿于此处。胆囊管、肝总管和肝的脏面围成的三角形区域称胆囊三角(calot 三角),胆囊动脉一般在此三角内经过,因此该三角是胆囊手术中寻找胆囊动脉的标志。

(三) 胆总管

胆总管(common bile duct)由肝总管与胆囊管汇合而成,长 4 ~ 8 cm,管径 3 ~ 6 mm,向下与胰管相会合。胆总管起始段位于十二指肠上部上方的肝十二指肠韧带内,然后经十二指肠上部后方,向下居胰头与十二指肠降部之间或经胰头后方,最后斜穿十二指肠降部后内侧壁,在十二指肠壁内与胰管汇合,形成略膨大的肝胰壶腹(或 Vater 壶腹),开口于十二指肠大乳头。在肝胰壶腹周围有肝胰壶腹括约肌(或 Oddi 括约肌)包绕。此外,在胆总管与胰管的末段也有少量平滑肌包绕,分别称胆总管括约肌和胰管括约肌。肝胰壶腹括约肌平时保持收缩状态,由肝分泌的胆汁,经肝左管、肝右管、肝总管、胆囊管进入胆囊贮存;进食后,尤其进食高脂肪食物,胆囊收缩,肝胰壶腹括约肌舒张,胆囊内的胆汁经胆囊管、胆总管、肝胰壶腹、十二指肠大乳头,排入十二指肠。

五、胰

胰(pancreas)由外分泌和内分泌两部分组成。外分泌部分泌胰液,内含有多种消化酶,有分解消化蛋白质、糖类和脂肪的作用。内分泌部即胰岛,散在于胰实质内,主要分泌胰岛素,参与调节糖代谢。

胰是一个狭长形的腺体,全长 14 ~ 20 cm,质地柔软,色泽灰红,重量为 80.84 ~ 116.58 g,横卧于腹后壁,约平第 1 ~ 2 腰椎,分头、颈、体、尾 4 部,各部无明显界限。

胰头为胰右端膨大部分,其上、下方和右侧被十二指肠包绕,胆总管经胰头后面的沟内或在胰头与十二指肠降部之间,因此胰头癌肿块可压迫胆总管而出现阻塞性黄疸。在胰头的下部有一向左后上方的突起,称钩突。肠系膜上动、静脉夹持于胰头与钩突之间。胰头癌肿块可压迫肝门静脉起始段,影响其血液回流,患者可出现腹水、脾肿大等症状。胰颈为介于胰头与胰体之间的狭窄部分,长 2 ~ 2.5 cm,胃幽门位于其前上方,肠系膜上静脉和脾静脉在其后方汇合成肝门静脉。胰体位于胰颈与胰尾之间,略呈三角形,较长,占胰的大部分。胰体的前面膈网膜囊与胃相邻,故胃后壁的癌肿或溃疡穿孔常与胰粘连。胰尾较细,向左上方抵达脾门。

胰管位于胰实质内,靠近胰的背侧,与胰的长轴一致,从胰尾经胰体走向胰头,沿途接受许多小叶间导管,最后于十二指肠降部的壁内与胆总管汇合成肝胰壶腹,开口于十二指肠大乳头。在胰头上部常有一小管,位于胰管上方,称副胰管,开口于十二指肠小乳头。

胰的测量:

（1）胰上缘和腰椎椎体及其他器官的关系,胰上缘位于 $T_{12} \sim L_1$ 椎间盘水平占 19%;L_1 椎体上部水平占 59%;L_1 椎体中部水平占 11%;L_1 椎体下部水平占 7%;$L_1 \sim L_2$ 椎间盘水平占 2%;L_2 椎体上部占 2%。脐到胰上缘的距离为 10.6 cm;耻骨联合到胰上缘的距离为 25.9 cm;剑胸结合到胰上缘的距离为 8.3 cm。胰尾与胰体在同一水平面上占 12%,胰尾高于胰体者占 70%（胰尾可高于胰体 4.5 cm）,胰尾低于胰体者占 18%（胰尾可低于胰体 2.8 cm）。

（2）胰各部的高度和厚度,胰头的高度为 50.4 mm,厚度为 21.7 mm;胰颈中部的高度为 24.8 mm,厚度为 9.6 mm;颈、体交界处的高度为 27.0 mm,厚度为 12.1 mm;腹主动脉前方的胰体高度为 26.1 mm,厚度为 13.2 mm;距正中线左侧 40 mm 处的胰体高度为 27.5 mm,厚度为 13.9 mm;距正中线左侧 70 mm 处的胰尾高度为 21.8 mm,厚度为 13.1 mm。

（3）主胰管的管径及位置,主胰管接近与胆总管汇合处的管径为 2.7 mm,接近胰颈中部的管径为 2.5 mm,接近正中线左侧 40 mm 处的管径为 2.2 mm。通常情况下从胰尾到胰头,主胰管的管径逐渐变粗（图 1-2-7 参见彩图）。主胰管末端管径大于胰颈处管径者占 64%,等于胰颈处管径者占 16%,小于胰颈处管径者占 20%。

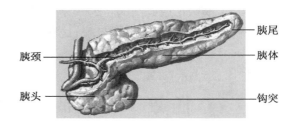

图 1-2-7　胰

六、腹膜

（一）腹膜与腹膜腔

腹膜(peritoneum)是覆盖于腹、盆壁与脏器表面的一层浆膜,其中被覆于腹、盆壁内面的称壁腹膜,被覆于腹、盆腔脏器表面的称脏腹膜。壁腹膜与脏腹膜相互移行围成的腔隙称腹膜腔。男性的腹膜腔是密闭的;女性的腹膜腔则借输卵管的腹膜腔口,经输卵管、子宫、阴道与外界相通（图 1-2-8 参见彩图）。

（二）腹膜与脏器的关系

根据脏器被腹膜覆盖的范围不同,可将腹、盆腔脏器分为腹膜内位、间位和外位器官（图 1-2-9、图 1-2-10 参见彩图）。

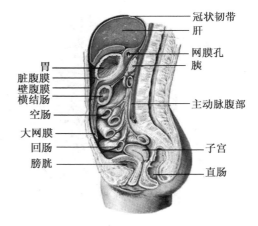

图 1-2-8　女性腹腔正中矢状位断面

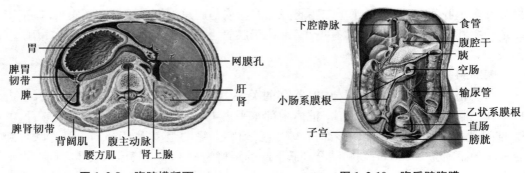

图 1-2-9　腹腔横断面　　　　　　　图 1-2-10　腹后壁腹膜

（1）腹膜内位器官，表面几乎都被腹膜覆盖的器官称腹膜内位器官，如胃、空肠、回肠、盲肠、阑尾、横结肠、乙状结肠、脾、卵巢和输卵管等。这类器官活动性大。

（2）腹膜间位器官，表面大部分被腹膜覆盖的器官称腹膜间位器官，如升结肠、降结肠、肝、胆囊、膀胱、子宫和直肠上段等。

（3）腹膜外位器官，仅有一面被腹膜覆盖的器官称腹膜外位器官，如十二指肠降部和水平部、胰、肾、肾上腺、输尿管等。这类器官活动性小。

（三）腹膜形成的结构

腹膜在脏器之间及脏器与腹、盆壁之间相互移行，形成网膜、系膜、韧带、陷凹等结构（图 1-2-10 参见彩图）。

任务 3　腹部大血管及脾脏的解剖

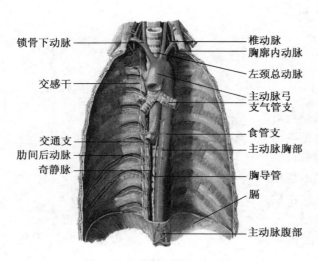

图 1-3-1　胸主动脉及其分支

腹盆腔中的结构和器官主要靠腹主动脉及其分支提供营养物质。主动脉（aorta）是体循环的动脉主干。由左心室发出，先斜向右上，再弯向左后，沿脊柱左前方下行，穿膈的主动脉裂孔入腹腔，至第 4 腰椎下缘处分为左、右髂总动脉。依其行程分为升主动脉、主动脉弓和降主动脉。降主动脉又以膈的主动脉裂孔为界，分为胸主动脉和腹主动脉（图 1-3-1 参见彩图）。

一、腹主动脉及其分支

腹主动脉(abdominal aorta)自膈的主动脉裂孔处续胸主动脉,沿脊柱左前方下降,至第4腰椎下缘处分为左、右髂总动脉。腹主动脉右侧有下腔静脉,前方有肝左叶、胰、十二指肠水平部和小肠系膜根越过。腹主动脉的分支,按其分布区域,亦可分为壁支和脏支,但不同于胸主动脉的分支,其脏支较壁支粗大(图1-3-2参见彩图、图1-3-5、图1-3-6)。

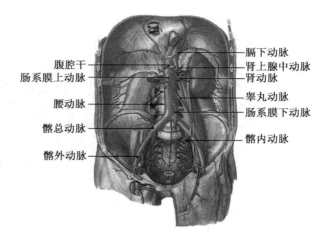

图1-3-2　腹主动脉及其分支

（一）壁支

1. 膈下动脉(inferior phrenic artery)

左、右各1支,除分支至膈下面以外还发出细小的肾上腺上动脉至肾上腺。

2. 腰动脉(lumbar artery)

有4对,自腹主动脉后壁发出,分布于腰部和腹前外侧壁的肌肉和皮肤,也有分支营养脊髓及其被膜。

3. 骶正中动脉(median sacral artery)

1支,自腹主动脉分叉处后壁发出,沿骶骨前面下降入盆,分支营养盆腔后壁的组织结构。

（二）脏支

脏支分为成对和不成对两种。成对脏支有肾上腺中动脉、肾动脉和睾丸动脉(男)或卵巢动脉(女),不成对脏支有腹腔干、肠系膜上动脉和肠系膜下动脉。

1. 肾上腺中动脉(middle suprarenal artery)

约平第1腰椎处,起自腹主动脉侧壁,分布于肾上腺,在腺内与肾上腺上动脉(始于膈下动脉)、肾上腺下动脉(始于肾动脉)吻合。

2. 肾动脉(renal artery)

约平第1、2腰椎体之间,起自腹主动脉侧壁,横行向外,到肾门附近分为前、后两干,经肾门入肾。并在入肾之前各发出1支肾上腺下动脉至肾上腺。

3. 睾丸动脉(testicular artery)

又称精索内动脉,细而长,在肾动脉起始处的稍下方由腹主动脉前壁发出,斜向下外,跨过输尿管前面,经腹股沟管至阴囊,分布于睾丸。在女性则为卵巢动脉(ovarian artery),经卵巢悬韧带下行入盆腔,分布于卵巢和输卵管壶腹部。

4. 腹腔干(coeliac trunk)(图1-3-3参见彩图、图1-3-4)

为一短而粗的干,在主动脉裂孔稍下方,约平第12胸椎高度,自腹主动脉前壁发出,立即分为胃左动脉、肝总动脉和脾动脉。

（1）胃左动脉（left gastric artery），斜向左上方至胃的贲门，在小网膜两层之间沿胃小弯转向右行，与胃右动脉吻合。沿途分支至食管腹段、贲门和胃小弯附近的胃壁。

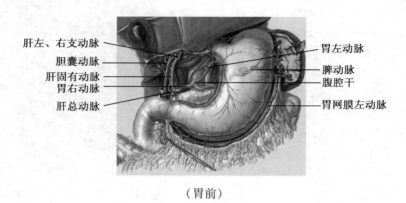

（胃前）

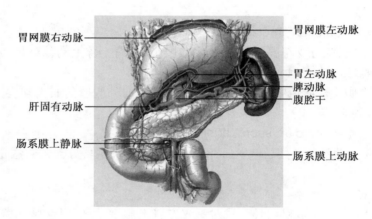

（胃后）

图 1-3-3　腹腔干及其分支

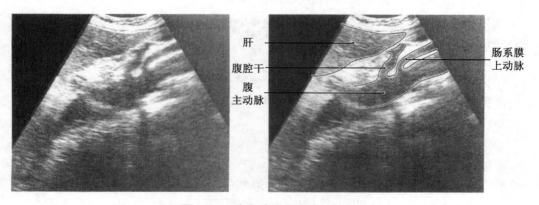

图 1-3-4　腹主动脉矢状断面超声

（2）肝总动脉（common hepatic artery），向右前方在十二指肠上部的上缘进入肝十二指肠韧带内，分为肝固有动脉和胃十二指肠动脉。

① 肝固有动脉（proper hepatic artery）：行于肝十二指肠韧带内，在肝门静脉前方、胆总管左侧上行至肝门，分为左、右两支进入肝的左、右叶。右支在入肝门前发出胆囊动脉（cystic artery），经胆囊三角上行，分支分布于胆囊。肝固有动脉还发出胃右动脉（right gastric artery），在小网膜内行至幽门上缘，再沿胃小弯向左，与胃左动脉吻合，沿途分支分布于十二指肠上部和胃小弯附近的胃壁。

② 胃十二指肠动脉（gastroduodenal artery）：在十二指肠上部后方下降，在幽门下缘分为胃网膜右动脉（right gastroepiploic artery）和胰十二指肠上动脉。前者在大网膜两层间沿胃大弯左行，发出胃支和网膜支分布于胃大弯和大网膜，并与胃网膜左动脉吻合，后者有前、后两支，在胰头与十二指肠降部之间下降，分布到胰头和十二指肠。

（3）脾动脉（splenic artery），沿胰的上缘左行，经脾肾韧带达脾门，分数支入脾。脾动脉沿途发出多条细小的胰支至胰体和胰尾，在未进脾门前发出 3~5 支胃短动脉，经胃脾韧带至胃底；发出胃网膜左动脉（left gastroepiploic artery），在两层大网膜之间沿胃大弯右行，与胃网膜右动脉吻合，发出胃支和网膜支分布于胃大弯和大网膜。

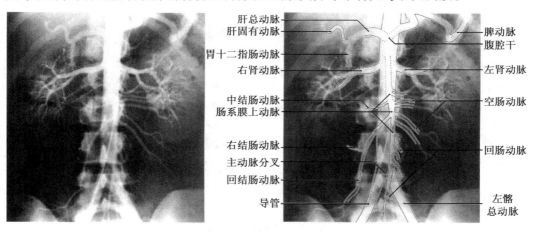

图 1-3-5 腹主动脉前后位 X 线主动脉造影

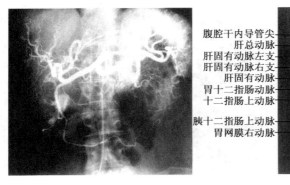
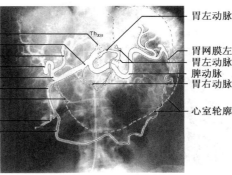

图 1-3-6 腹腔干前后位 X 线动脉造影（动脉相）

5. 肠系膜上动脉(superior mesenteric artery)(图1-3-7参见彩图、图1-3-8)

在腹腔干稍下方,约平第1腰椎高度起自腹主动脉前壁,经胰头和胰体交界的后方下行,经十二指肠水平部的前面进入小肠系膜根,向右髂窝方向走行。其分支有:

(1)胰十二指肠下动脉(inferior pancreaticoduodenal artery),于胰头与十二指肠之间,分支分布于胰和十二指肠,并与胰十二指肠上动脉吻合。

(2)空肠动脉(jejunal artery)和回肠动脉(ileal artery),有13~18支,发自肠系膜上动脉左侧壁,走行在肠系膜内,分布于空肠和回肠。各支动脉的分支再吻合成动脉弓。通常,空肠有1~2级动脉弓,回肠的动脉弓多至3~5级,最后一级动脉弓再发出直支入肠壁。

(3)回结肠动脉(recurrent colic artery),为肠系膜上动脉右侧壁发出的最下一条分支,分布于回肠末端、盲肠和升结肠。另发出阑尾动脉沿阑尾系膜游离缘至阑尾尖端,并分支营养阑尾。

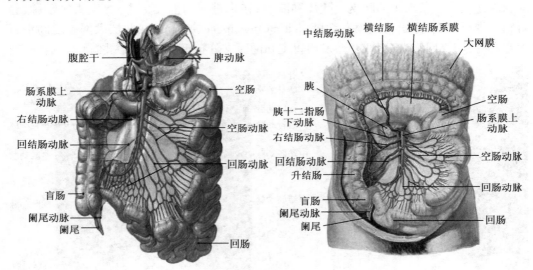

图1-3-7 肠系膜上动脉

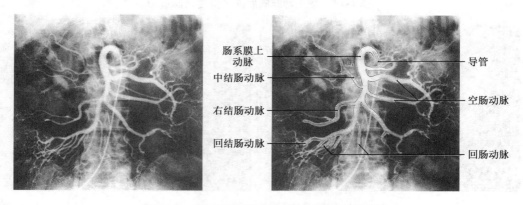

图1-3-8 肠系膜上动脉前后位X线动脉造影

（4）右结肠动脉（right colic artery），在回结肠动脉上方发出向右行，分升、降支与中结肠动脉和回结肠动脉吻合，分支至升结肠。

（5）中结肠动脉（middle colic artery），在胰的下缘处发出，前行入横结肠系膜，分左、右支分别与左、右结肠动脉吻合，营养结肠。

6. 肠系膜下动脉（inferior mesenteric artery）（图 1-3-9 参见彩图、图 1-3-10）

约平第 3 腰椎高度起于腹主动脉前壁，行向左下方，至左髂窝进入乙状结肠系膜根内，继续下降入小骨盆。分支分布于降结肠、乙状结肠和直肠上部。

（1）左结肠动脉（left colic artery），沿腹后壁左行，分升、降支营养降结肠，并与中结肠动脉和乙状结肠动脉吻合。

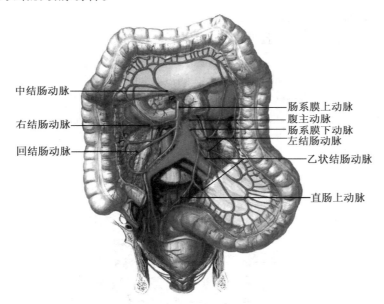

图 1-3-9　肠系膜上动脉、肠系膜下动脉

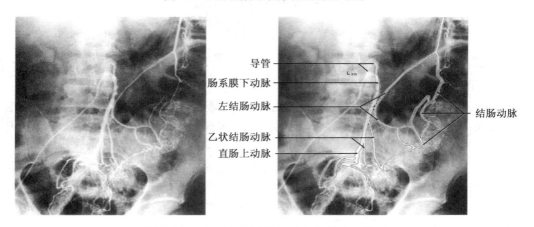

图 1-3-10　肠系膜下动脉前后位 X 线动脉造影

（2）乙状结肠动脉（sigmoid artery），常为 2～3 支，进入乙状结肠系膜内，相互吻合成动脉弓分支分布于乙状结肠。乙状结肠动脉与左结肠动脉和直肠上动脉均有吻合。

（3）直肠上动脉（superior rectal artery），是肠系膜下动脉的直接延续，行至第 3 骶椎处分为两支，沿直肠上部两侧下降，分布于直肠上部，并与直肠下动脉的分支吻合。

二、髂总动脉

髂总动脉（common iliac artery）（图 1-3-11）左、右各一，在第 4 腰椎体下缘高度，自腹主动脉分出沿腰大肌的内侧向外下方斜行，至骶髂关节的前方，分为髂内动脉和髂外动脉。

（一）髂内动脉（internal iliac artery）

为一短干，沿盆腔侧壁下行，发出壁支和脏支。

1. 壁支

（1）闭孔动脉（obturator artery），沿骨盆侧壁行向前下，穿闭膜管出盆腔，至股内侧部，分布于髋关节和大腿内侧肌群。

（2）臀上动脉（superior gluteal artery）和臀下动脉（inferior gluteal artery），分别经梨状肌上、下孔穿出至臀部，分支营养臀肌和髋关节（图 1-3-11 参见彩图）。

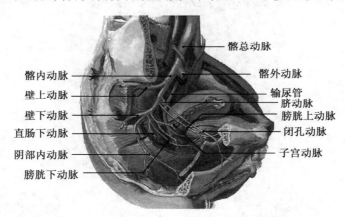

图 1-3-11　髂总动脉及其分支

2. 脏支

（1）脐动脉（umbilical artery）：是胎儿时期的动脉干，由髂内动脉的起始部发出，走向内下方，出生后远侧段闭锁形成脐内侧韧带，近侧段仍保留管腔，发出 2～3 支膀胱上动脉，分布于膀胱尖和膀胱体。

（2）膀胱下动脉（inferior vesical artery）：沿骨盆侧壁下行，分布于膀胱底、精囊腺和前列腺。女性分布于膀胱和阴道。

（3）直肠下动脉（inferior rectal artery）：行向内下方，分布于直肠下部，并与直肠上动脉和肛动脉吻合。

（4）子宫动脉（uterine artery）：沿盆侧壁向内下方行走，进入子宫阔韧带两层之间，在子宫颈外侧 1～2 cm 处跨过输尿管的前上方并与之交叉,沿子宫颈及子宫侧缘上行,至子宫底,其分支分布于子宫、阴道、输尿管和卵巢,并与卵巢动脉吻合。

（5）阴部内动脉(internal pudendal artery)：沿臀下动脉的前方下降,穿梨状肌下孔出盆腔,又经坐骨小孔至坐骨肛门窝,发出肛动脉、会阴动脉、阴茎(蒂)动脉等分支。分布于肛门、会阴部和外生殖器。

（二）髂外动脉(external iliac artery)

沿腰大肌内侧缘下降,经腹股沟中点深面至股前部,移行为股动脉。其主要分支为腹壁下动脉,经腹股沟管腹环内侧上行入腹直肌鞘,分布于腹直肌并与腹壁上动脉吻合。此外发出一支旋髂深动脉,沿腹股沟韧带外侧半的后方斜向外上,分支营养髂嵴及邻近肌肉,是临床上用作游离髂骨移植的主要血管。

三、肝门静脉系

肝门静脉及其属支构成肝门静脉系统(见图 1-3-12 参见彩图、图 1-3-14),它的主要功能是将消化道吸收的物质运输至肝,在肝脏中进行分解、合成、解毒、贮存。肝门静脉可以看作是肝的功能性血管。

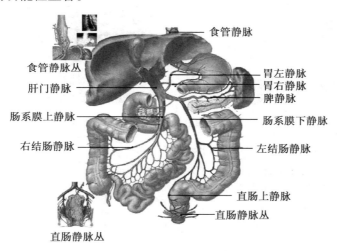

图 1-3-12 肝门静脉

肝门静脉(hepatic portal vein)长 6～8 cm,直径为 1.25 cm,是肝门静脉系的主干,由脾静脉和肠系膜上静脉在胰头和胰体交界处的后方汇合而成,相当于第 2 腰椎高度。向右上斜行进入肝十二指肠韧带内,经肝固有动脉和胆总管的后方上行至肝门,入肝门前分左、右两支入肝左、右叶,在肝内反复分支,最后汇入肝血窦,与肝固有动脉的分支流入肝血窦的血,共同经过肝细胞代谢后汇合成小静脉,然后逐级汇入肝静脉。肝门静脉与一般静脉不同的是,其回流的起始端和分支末端都与毛细血管相连,而且属支内没有功能性的静脉瓣。因此,当门静脉压过高时,血液易发生倒流。门脉高压的患者常出现胃底静脉扩张、脾肿大、脐周静脉扩张等临床体征。

门静脉收集食管下段、胃、小肠、大肠(盲肠下部除外)、胆囊、胰和脾等腹腔不成对器官的静脉血。统计数据显示国人肝门静脉有3种合成类型：Ⅰ型，由脾静脉与肠系膜上静脉合成，肠系膜下静脉注入脾静脉，占52.02%；Ⅱ型，由脾静脉、肠系膜上静脉与肠系膜下静脉合成，占13.29%；Ⅲ型，由脾静脉与肠系膜上静脉合成，而肠系膜下静脉注入肠系膜上静脉，占34.69%。

（一）门静脉的主要属支

1. 脾静脉（splenic vein）

由数条小静脉在脾门处汇合而成，经过胰的后方、脾动脉下方向右行进，与肠系膜上静脉以直角汇合成肝门静脉。脾静脉回收脾、胰及部分胃的静脉血，还常收纳肠系膜下静脉。

2. 肠系膜上静脉（superior mesenteric vein）

走行于小肠系膜内，与同名动脉伴行。收集十二指肠至结肠左曲以上肠管、部分胃和胰腺的静脉血，并与脾静脉一起构成门静脉（图1-3-13）。

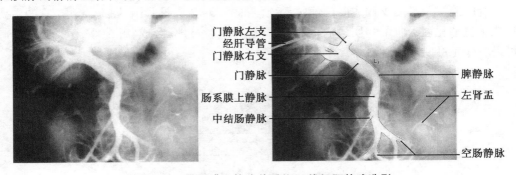

图1-3-13 肠系膜上静脉前后位 X 线经肝静脉造影

3. 肠系膜下静脉（inferior mesenteric vein）

与同名动脉伴行，在胰头后方注入脾静脉或肠系膜上静脉，少数注入上述两静脉汇合处的夹角。肠系膜下静脉收集降结肠、乙状结肠及直肠上部的静脉血。

4. 胃左静脉（left gastric vein）

与胃左动脉伴行，收集胃及食管下段的静脉血直接注入门静脉。

5. 胃右静脉（right gastric vein）

与胃右动脉伴行，在胃小弯处可与胃左静脉吻合，并在注入肝门静脉前收纳幽门前静脉（prepyloric vein），此静脉是胃与十二指肠的分界标志之一。胃右静脉收纳同名动脉分布区的血液。

6. 胆囊静脉（cystic vein）

收集胆囊壁的静脉血，可注入肝门静脉或其右支，胆囊的静脉分支也可直接入肝。

7. 附脐静脉（paraumbilical veins）

起于脐周静脉网，沿肝圆韧带向肝前下面走行，最终注入肝门静脉。当门脉高压时，脐周小静脉可形成静脉曲张。

（二）肝门静脉系与上、下腔静脉系之间的吻合

肝门静脉系与上、下腔静脉系之间有丰富的吻合，在肝硬化患者的肝门静脉回流受阻时，可通过这些吻合途径，分流肝门静脉血液（图1-3-14）。肝门静脉与上、下腔静脉的吻合有重要的临床意义，主要有如下吻合部位：

（1）食管静脉丛，肝门静脉系的胃左静脉属支通过食管下段黏膜下层内的食管静脉丛与上腔静脉系中的奇静脉的属支间相互吻合交通。

（2）直肠静脉丛，肝门静脉系的肠系膜下静脉属支通过直肠下段黏膜下层内的直肠静脉丛与下腔静脉系髂内静脉的属支之间相互吻合交通。

（3）脐周围静脉丛，肝门静脉系的附脐静脉通过脐周围皮下组织内的脐周围静脉丛，使肝门静脉系的附脐静脉与上腔静脉系的腹壁上静脉和胸腹壁静脉间相互吻合；并与下腔静脉系的腹壁下静脉和腹壁浅静脉间相互吻合。

（4）脊柱静脉丛，靠近腹后壁的肠系膜上、下静脉和脾静脉的小属支与上、下腔静脉系的肋间后静脉、椎静脉、腰静脉的属支间相互吻合。

正常情况下，肝门静脉系和上、下腔静脉系之间的吻合支细小，血流量很少，各属支分别将血液引流向所属的静脉系。如果因肝硬化等原因，肝门静脉回流受阻，由于肝门静脉内缺少功能性瓣膜，其中的血液可以逆流，并通过上述诸吻合途径建立侧支循环，静脉血可分别经上、下腔静脉回流入心。因此，可造成吻合部位的细小静脉曲张，甚至破裂出血。如食管静脉丛曲张、破裂，造成消化道大出血；直肠静脉丛曲张、破裂，造成大便带血；脐周围静脉丛和腹后壁等部位静脉曲张，则引起脐周及腹前壁静脉曲张、腹水等体征。另外，由于消化管吸收的有毒物质、代谢分解产物、药物等不能经肝门静脉输送至肝内进行分解、解毒，造成有害物质在体内积聚中毒，致使病情进一步恶化，甚至危及生命。

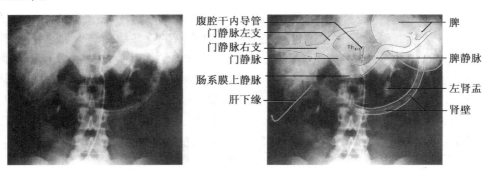

图1-3-14　门静脉前后位X线腹腔动脉造影静脉相

四、脾

脾（spleen）是人体最大的淋巴器官（图1-3-15参见彩图），位于左季肋区，第9～10肋的深面，其长轴与第10肋相对，没有病变的脾在肋下触及不到。脾的大小和重量因个体不同而差异较大。同一个人也可因机能状况的不同而有所改变。

脾呈椭圆形，暗红色，分为膈、脏两面，上、下两缘和前、后两端。膈面平滑隆凸，与

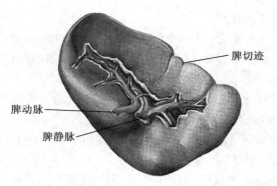

脾切迹

脾动脉

脾静脉

图 1-3-15 脾的脏面

膈相贴。脏面凹陷,近中央处为脾门,是脾血管、神经出入处。脏面的前上部与胃底相邻,后下部与左肾上腺、左肾相邻,下方与结肠左曲和胰尾相接触。上缘较锐,朝向前上方,有 2 ~ 3 个切迹,称为脾切迹。下缘较钝,伸向后下方。前端钝圆,后端较宽阔,朝向前外方,与膈结肠韧带相接触。脾为腹膜内位器官,各面均被脏腹膜覆盖,并借腹膜构成的胃脾韧带、脾肾韧带、膈脾韧带及脾结肠韧带等支援固定。在脾的韧带内常含有被膜包绕的脾组织小块,称为副脾,大小不等,数目不一,多位于胃脾韧带和大网膜中,有时候与脾相连。

任务4　腹部断层解剖

一、腹部重要平面

1. 第二肝门平面

约第 10 胸椎椎体水平,特征为肝左、中、右静脉汇入下腔静脉。食管裂孔多在此平面内。

2. 肝门平面

约第 11 ~ 12 胸椎椎体水平,特征为门静脉在横沟内分为左、右支。因门静脉的左支位置高于右支,所以断面上门静脉右支常呈向右横行的管状结构,而左支则为横部起始端。肝门平面的重要意义在于:(1)此平面内腹腔内结构发生较大的变化,此平面以上腹腔的结构相对较为简单,由右至左主要为肝、胃和脾,而自该平面以下,腹腔结构逐渐增多;(2)此平面往下肝断面逐渐变小,肝内管道明显变细;(3)肝右段间裂的标志平面;(4)为第三肝门的标志平面,肝右后下静脉多在此平面或其上、下平面出肝注入下腔静脉;(5)是识别肝左、右肝管的平面,左、右肝管位于门静脉分叉部的前方,影像学上多用此解剖关系来判断肝内肝管是否扩张。

3. 幽门平面

幽门平面又称 Addison 平面,经脐至剑胸结合连线中点,约平第 1 腰椎下缘。人在仰卧或胃空时,幽门多居于此平面。大致位于此平面的结构还有第 9 肋软骨前端、胆囊底、胰腺体部大致行程、肠系膜上动脉起点、门静脉合成处、结肠左曲。

4. 肋下平面

约平第 3 腰椎,通过左、右第 10 肋最低点(胸廓最低点)的水平面,为十二指肠水平部的标志平面。

5. 嵴间平面

经左、右髂嵴最高点,约平第 4 腰椎,腹主动脉分叉在此平面内。

6. 结节间平面

经左、右髂结节,约平第 5 腰椎,回盲瓣位于此平面。

二、在断面上鉴别肝内门静脉与肝静脉的方法

断面上鉴别肝门静脉与肝静脉的要点包括以下几个方面:

(1)静脉与门静脉的走行方向相反。肝静脉越近膈肌其管径越大,最后汇合成三大主干注入下腔静脉;而越近肝门,则门静脉的管径越大。

(2)肝静脉与门静脉的走行呈交叉状,如果门静脉显示长轴,则肝静脉显示为横断面,反之亦然。

(3)在超声图像上,肝静脉管壁看不到回声,管壁直而柔软,液性管腔清晰;门静脉管壁回声强,各分支具有特定形态,易于分辨。

(4)肝静脉在肝叶间或段间走行,而门静脉支则出现于叶内或段内。

(5)肝静脉属支多较直,而门静脉分支多弯曲而形态多样。

三、肝段在横断面上的划分

(一)肝裂在横断面上的识别(图 1-4-1)

1. 正中裂

分开段Ⅳ与段Ⅴ、段Ⅷ,其上部为肝中静脉长轴至下腔静脉左前壁的连线,下部为胆囊窝中份至下腔静脉左前壁的连线。

2. 背裂

分出尾状叶即段Ⅰ,上部:肝左、中静脉汇入下腔静脉处与静脉韧带裂右端的连线;中部:下腔静脉右前壁至静脉韧带裂右端的弧形线;下部:下腔静脉右壁至肝门静脉分叉处或肝门静脉中点的连线。

3. 右叶间裂

分开段Ⅷ和段Ⅴ及段Ⅵ和段Ⅶ,是肝右静脉长轴或中点至下腔静脉左前壁的连线。

4. 右段间裂

分开段Ⅷ和段Ⅴ及段Ⅵ和段Ⅶ,主要根据门静脉右支主干来确定此裂。即右半肝,门静脉右支的以上断面为段Ⅶ和段Ⅷ,以下为段Ⅴ和段Ⅵ。若门静脉呈三叉形而无右支主干时,可以此分叉处确定右段间裂。

5. 左叶间裂

分开段Ⅳ与段Ⅱ、段Ⅲ,上部:肝膈面镰状韧带附着缘左侧约 1 cm 处或左叶间静脉长轴至下腔静脉左前壁的连线;中部:门静脉左支矢状部长轴;下部:肝圆韧带裂。

6. 左段间裂

分开段Ⅰ、段Ⅲ,依肝左静脉长轴确定。左半肝,在门静脉左支矢状部其以上断面为段Ⅳa、段Ⅱ和段Ⅲ,其以下断面为段Ⅳb和段Ⅲ。

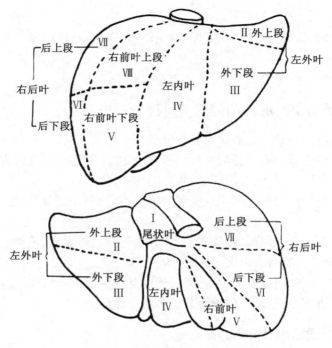

图1-4-1　肝段划分和肝裂示意图

（二）肝段在典型横断面上的划分

1. 第二肝门层面（图1-4-2）

此层面中肝左、中、右静脉汇入下腔静脉。正中裂以左为左半肝,右后方为右半肝。左半肝出现:左内叶出现段Ⅳa,其与左外叶的界线为左叶间裂上部。左段间裂分左外叶为后方较小的段Ⅱ和前方较大的段Ⅲ,其识别标志为肝左静脉长轴至胃压迹的连线。右半肝出现:段Ⅷ和段Ⅶ被右叶间裂分开,其识别标志为肝右静脉至下腔静脉右壁的连线。

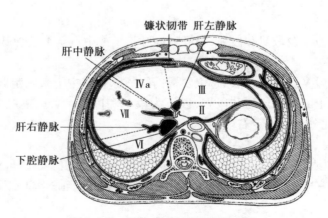

图1-4-2　经第二肝门层面肝段划分

2. 食管裂孔层面（图 1-4-3）

此平面中,背裂出现在其中部,为下腔静脉右前壁至静脉韧带裂右端的弧线,将尾状叶（段Ⅰ）与右前叶的段Ⅷ和左内叶的段Ⅳa分开。右半肝:肝段分布同上一层面,而在段Ⅷ中门静脉开始出现。左半肝:左叶间静脉出现,其长轴与下腔静脉左前壁的连线为左叶间裂上部,将段Ⅳa与左外叶分开;左外叶,肝左静脉长轴出现,是左段间裂的标志,将段Ⅱ和段Ⅲ分开。

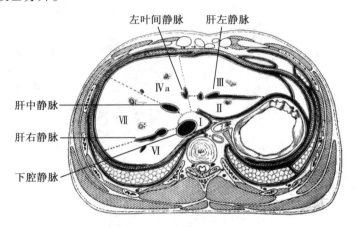

图 1-4-3　经食管裂孔层面肝段划分

3. 肝门静脉左支矢状部层面（图 1-4-4）

此断面中门静脉左支矢状部出现,是左叶间裂中部的标志。在横断标本中,97% 的门静脉左支矢状部,前方对着镰状韧带于肝的附着处,一般而言,门静脉左支矢状部平面高于肝门,只有少部分处于同一平面。门静脉左支矢状部是左半肝分段的转折平面。左半肝在门静脉左支矢状部出现,其以上断面为Ⅳa和段Ⅲ,以下断面为段Ⅳb和段Ⅲ。

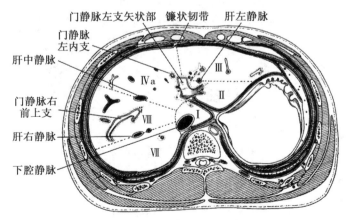

图 1-4-4　经肝门静脉左支矢状部层面肝段划分

4. 肝门静脉分叉部层面（图 1-4-5）

门静脉分叉部出现是肝门的标志。此断面中出现背裂下部、左叶间裂下部（肝圆韧

带裂,裂内有门静脉左支囊部断面)、右段间裂(标志为门静脉右支)。此时,左内叶为段
IVb,左外叶仅为段Ⅲ。右半肝在右段间裂以下的断面为段Ⅴ和段Ⅵ;在段Ⅶ内可见门
静脉右后支。在肝裸区处,肝右后下静脉汇入下腔静脉,此为第三肝门。

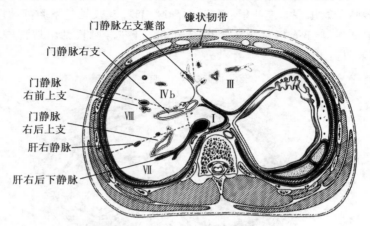

图1-4-5　经门静脉分叉部层面肝段划分

5. 胆囊层面(图1-4-6)

此断面中胆囊窝出现,其中点与下腔静脉左前壁的连线为正中裂下部。肝右静脉
较细,其与下腔静脉左前壁的连线为右叶间裂,将段Ⅴ和段Ⅵ分开。胆囊窝左前方为方
叶,即段IVb。段Ⅲ此时较小,呈游离状态,尾状叶几近消失。

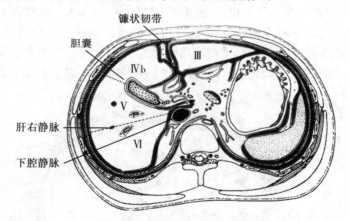

图1-4-6　经胆囊层面肝段划分

四、腹部连续断层解剖

1. 断层1: 经右膈穹、第10胸椎椎体下份(图1-4-7)

重要结构:右膈穹、下腔静脉、食管。

心和肺占据断面的大部分,右膈穹和肝右叶首次出现。下腔静脉已穿过膈的腔静
脉孔,食管渐左移,走向膈的食管裂孔。

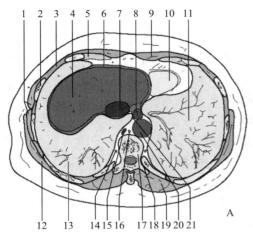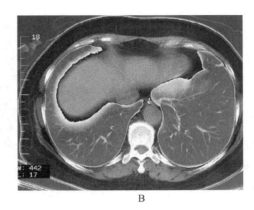

1. 前锯肌；2. 肋骨；3. 肋间肌；4. 肝脏；5. 肋软骨；6. 膈肌；7. 下腔静脉；8. 食管；
9. 腹直肌；10. 心脏基地；11. 左肺；12. 背阔肌；13. 右肺；14. 交感干；15. 奇静脉；
16. 胸导管；17. 椎体；18. 肋椎关节；19. 竖脊肌；20. 降主动脉；21. 迷走神经

图1-4-7 经右膈穹横断面和CT图

2. 断层2：经第二肝门、第11胸椎椎体（图1-4-8）

重要结构：肝左、中、右静脉，食管，胃底。

食管移至胸主动脉的正前方穿越膈食管裂孔。腹腔内，肝占据右侧大部分，胃底首次出现，肝尾状叶首次出现在下腔静脉左前方。肝左、中、右静脉出肝汇入下腔静脉，此为第二肝门，是此断面重要标志。肝右静脉接受右后上缘静脉后汇入下腔静脉，肝中静脉汇入下腔静脉前壁，肝左静脉呈现其长轴，其前方左叶间静脉和内侧支汇入。肝左外叶左端呈獭尾状，几乎达腹腔左壁。

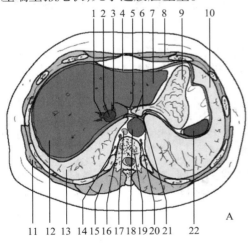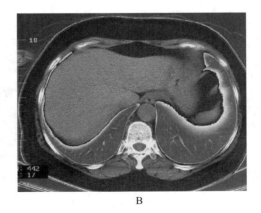

1. 肝右静脉；2. 下腔静脉；3. 肝左静脉；4. 膈肌；5. 迷走神经；6. 食管；7. 肝左叶；
8. 腹直肌；9. 胃；10. 左肺；11. 背阔肌；12. 肝右叶；13. 右肺；14. 交感干；15. 竖脊
肌；16. 脐静脉；17. 胸导管；18. 降主动脉；19. 椎体；20. 半奇静脉；21. 降主动脉；
22. 脾

图1-4-8 经第二肝门横断面和CT图

腹腔左侧,脾脏首次出现,呈"新月"形。胃底较上一层面变大,借胃膈韧带固定于膈。胃膈韧带前层向右续于食管前方的腹膜,后层连于膈,前、后层之间的胃无腹膜覆盖,称胃裸区。

3. 断层 3: 经食管腹段、第 11 胸椎间盘(图 1-4-9)

重要结构: 肝左、中、右静脉,肝裸区,食管腹段。

腹腔内,由右至左依次为肝、食管腹段、胃底和脾。大网膜出现,位于胃底和脾的左侧。在肝右叶后方,腹膜腔向左延伸至冠状韧带上层处,但膈肌外周的右肋膈隐窝向左越过肝裸区而延伸至脊柱的右前方。因此,在断层影像上,若液体超过肝裸区而至脊柱右前方,为胸腔积液,反之则为腹腔积液。在冠状韧带上层于肝的附着点至下腔静脉右壁之间,肝表面无腹膜覆盖,称肝裸区,直接与膈相贴。静脉韧带裂较易辨认,位于尾状叶与左外叶之间,内有肝胃韧带起始。

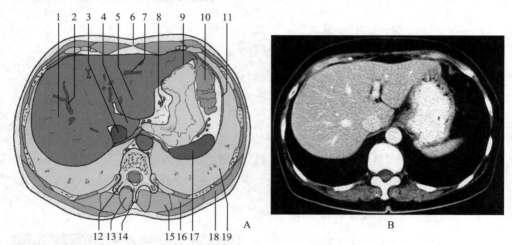

1. 肝右叶; 2. 肝右静脉; 3. 下腔静脉; 4. 肝尾状叶; 5. 肝左叶; 6. 腹白线; 7. 门静脉左支属支; 8. 胃左动脉; 9. 胃; 10. 结肠左曲; 11. 膈肌; 12. 椎弓; 13. 竖脊肌; 14. 棘突; 15. 胸最长肌; 16. 髂肋肌胸段; 17. 脾; 18. 背阔肌; 19. 左肺

图 1-4-9　经食管腹段断面和 CT 图

4. 断层 4: 经门静脉左支横部和矢状部、第 12 胸椎椎体、第 12 肋头(图 1-4-10)

重要结构: 门静脉左支、肝右静脉、胃、脾。

左、右膈脚后方和椎体前方之间的间隙为膈脚后间隙,内可见奇静脉、半奇静脉和胸导管。门静脉左支横部和矢状部的出现是此断面的重要特征。门静脉左支矢状部的出现标志着:(1)肝门已经出现或在下一个层面出现;(2)肝圆韧带裂和左叶间裂的出现;(3)肝左管内支的出现和肝左管的合成。

右肾上腺出现在由肝裸区、下腔静脉后壁和膈所围成的三角间隙内。肝胃韧带,前层向左连至胃小弯,后层向后附于膈,内含胃左动脉、静脉及胃左淋巴结、脂肪组织和迷走肝左动脉。肝胃韧带在 CT 图像上略呈三角形或半月形,其内的结构一般为 4 ～ 6 mm,若大于 6 mm 可能是变异结构(如胰体、横结肠、腹腔干或弯曲的脾动脉、增大的淋巴结等）。胃脾韧带深入胃和脾之间，含有胃短血管，其前层连至胃底，后层移行为膈脾韧带前层。膈脾韧带两层在脾的附着点之间为脾裸区。

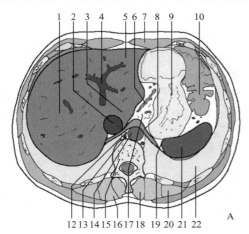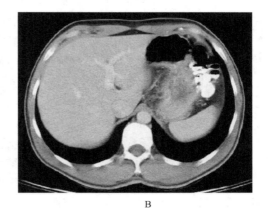

1. 肝右叶；2. 下腔静脉；3. 肝尾状叶；4. 肝门静脉；5. 肝左叶；6. 胃左动脉；7. 腹直肌；8. 横膈；9. 胃；10. 结肠左曲；11. 腹外斜肌；12. 胸导管；13. 脐静脉；14. 降主动脉；15. 椎体；16. 胸最长肌；17. 小网膜；18. 竖脊肌；19. 脾裸区；20. 髂肋肌胸段；21. 脾；22. 左肺

图 1-4-10　经门静脉左支横部和矢状部横断面和 CT 图

5. 断层 5：经第一肝门、腹腔干、第 12 胸椎椎体下份（图 1-4-11）

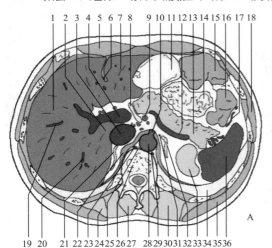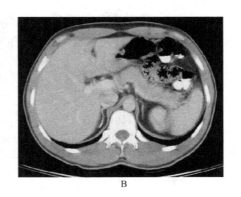

1. 肝右叶；2. 肝尾状叶；3. 下腔静脉；4. 门静脉；5. 腹直肌；6. 肝圆韧带；7. 肝左叶；8. 十二指肠降部；9. 肠系膜上动脉；10. 腹腔干；11. 胃；12. 脾静脉；13. 胰尾；14. 空肠；15. 横结肠；16. 降结肠；17. 左结肠静脉；18. 腹外斜肌；19. 门静脉右前支属支；20. 门静脉右后支属支；21. 右肾上腺；22. 右膈脚；23. 奇静脉；24. 髂肋肌胸段；25. 胸导管；26. 椎体；27. 竖脊肌；28. 腹主动脉；29. 半奇静脉；30. 胸最长肌；31. 肾上腺动脉；32. 左肾上腺；33. 左肾；34. 左肺；35. 背阔肌；36. 脾

图 1-4-11　经第一肝门横断面和 CT 图

重要结构：门静脉、门静脉右支、门静脉右前支和右后支、胰、脾、肾上腺、胃、腹腔干、肝十二指肠韧带、脾静脉。

此断层左肾和胰体出现，腹部结构趋于复杂，门静脉右支向右走行后分出右前支和右后支，分别进入肝的右前叶和右后叶。肝圆韧带裂呈现裂隙状，其左侧为游离的肝左外叶、右侧则为方叶。肝固有动脉走行于门静脉的前方。于小网膜和胃的后方与胰体及腹后壁腹膜的前方之间可见网膜囊，在门静脉和下腔静脉之间可见网膜孔。左、右肾上腺呈现出最大横断面，左肾上腺位于左肾上极右前方、左膈脚与脾血管之间，在影像诊断中常利用脾静脉来区分胰体和左肾上腺。胰腺为胰体和胰尾，由右前向左后斜行于腹腔左侧，胰尾指向脾脏。

6. 断层6：经肠系膜上动脉、第1腰椎椎体上部（图1-4-12）

重要结构：肝、胆囊、胰、脾、肾、肠系膜上动脉。

胆囊首次出现，居胆囊窝内，胆囊左侧为胆囊管断面，其右后方为肝动脉。胆囊左侧为肝方叶，右侧为肝右前叶。胰腺仍以胰体和胰尾为主，胰体右侧见十二指肠断面，胰体后部间脾静脉汇入肝门静脉。肠系膜上动脉由腹主动脉分出。此断面内，左、右肋膈隐窝已变得很小，左、右膈脚逐渐移至腹主动脉侧后方。

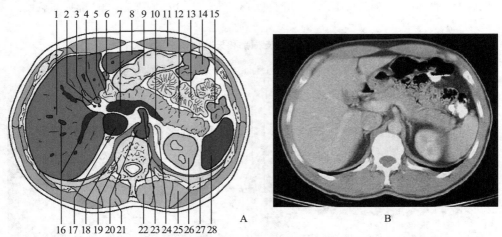

1. 肝右叶；2. 肝动脉；3. 胆囊；4. 胆囊管；5. 十二指肠；6. 肝圆韧带；7. 门静脉；8. 肝左叶；9. 胃；10. 脾静脉；11. 腹直肌；12. 胰尾；13. 空肠；14. 横结肠；15. 降结肠；16. 肝门静脉属支；17. 下腔静脉；18. 膈肌；19. 椎体；20. 腹主动脉；21. 胸最长肌；22. 竖脊肌；23. 肠系膜上动脉；24. 左肾上腺；25. 髂肋肌胸段；26. 左肾；27. 左肺；28. 脾

图1-4-12　经肠系膜上动脉横断面和CT图

7. 断层7：经肾动、静脉、第2腰椎椎体（图1-4-13）

重要结构：胆囊，肠系膜上动、静脉，左肾动、静脉，左肾门。

肝脏进一步变小，仅剩肝右叶，其与右肾之间的腹膜腔为肝肾隐窝。胆囊底增大，其后端借胆囊十二指肠韧带连于十二指肠上部。空肠占据腹腔前部中间及左侧一部分。肠系膜上、动静脉下行于十二指肠的左侧和脾静脉的前方，左、右肾静脉汇入下腔静脉,左、右肾动脉由腹主动脉分出,左肾动脉进入左肾门。左右两肾均出现肾窦,其内充满脂肪。椎体两侧可见腰大肌、腰方肌。

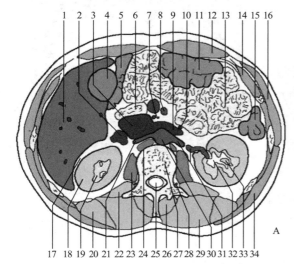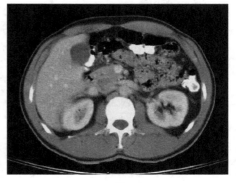

1. 肝右叶;2. 右肾静脉;3. 下腔静脉;4. 胆囊;5. 结肠右曲;6. 十二指肠;7. 胰十二指肠下动、静脉;8. 肠系膜上动、静脉;9. 左肾静脉;10. 肠系膜下静脉;11. 横结肠;12. 腹直肌;13. 空肠;14. 腹内斜肌;15. 降结肠;16. 腹外斜肌;17. 肝肾隐窝;18. 右肾;19. 肾椎体;20. 髂肋肌胸段;21. 右肾动脉;22. 腰方肌;23. 腰大肌;24. 横膈;25. 脊髓;26. 竖脊肌;27. 椎体;28. 升腰静脉;29. 胸最长肌;30. 腹主动脉;31. 左肾动脉;32. 肾窦;33. 肾盏;34. 背阔肌

图 1-4-13　经肾动、静脉横断面和 CT 图

8. 断层 8:经肾门、十二指肠水平部、第 3 腰椎椎体(图 1-4-14)

重要结构:左、右肾门,十二指肠,肠系膜上动、静脉,结肠右曲,横结肠,降结肠,空肠。

此断面肝脏面积已很小,仅为肝右后叶,略呈三角形。腹腔前方及肝脏左侧为横结肠和结肠右曲,左肾前方为降结肠。十二指肠水平部横跨于下腔静脉和腹主动脉前方,标志着胰头消失。空肠主要居于腹腔左侧中、前部。肠系膜上动、静脉下行于十二指肠水平部前方。此断面中可见左、右肾门和肾窦,并可见左、右肾静脉和肾盂出入肾门。

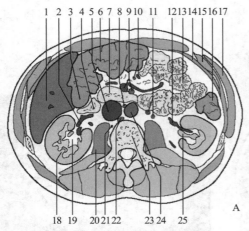
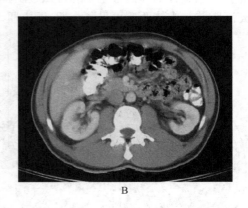

1. 肝右叶；2. 右肾静脉；3. 结肠右曲；4. 回肠；5. 下腔静脉；6. 横结肠；7. 十二指肠水平部；8. 右睾丸动脉；9. 肠系膜上动、静脉；10. 回肠与空肠的动、静脉；11. 左睾丸、静脉；12. 左肾静脉；13. 空肠；14. 腹横肌；15. 腹内斜肌；16. 降结肠；17. 腹外斜肌；18. 右肾；19. 肾窦；20. 腰大肌；21. 右腰静脉；22. 横膈；23. 椎体；24. 腹主动脉；25. 左肾盂

图 1-4-14　经肾门横断面和 CT 图

9. **断层9：经第4腰椎椎体中份（图 1-4-15）**

重要结构：右肾、升结肠、横结肠、降结肠、下腔静脉、腹主动脉。

此断层中出现了结肠各段的硕大官腔占据了腹腔的前部、右侧及左侧。空肠仍占据腹腔偏左侧的前、中部。右肾断面变小，左肾断面已经消失。肠系膜中见多个小肠血管断面。椎体前方左、右侧分别为腹主动脉和下腔静脉。腹主动脉与左侧腰大肌之间可见左侧睾丸动、静脉，下腔静脉右侧方可见右侧睾丸动脉。两侧腰大肌前方可见细小的输尿管断面。

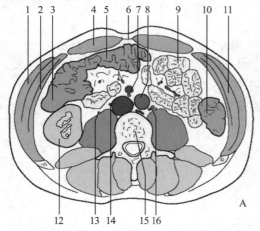
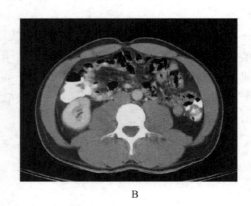

1. 腹外斜肌；2. 腹横肌；3. 升结肠；4. 腹直肌；5. 横结肠；6. 肚脐；7. 肠系膜上动静、脉；8. 腹主动脉；9. 空肠；10. 降结肠；11. 腹内斜肌；12. 右肾；13. 输尿管；14. 右睾丸动脉；15. 椎体；16. 左睾丸动脉

图 1-4-15　经第4腰椎体中份横断面和 CT 图

10. 断层 10：经第 4 腰椎椎体下份（图 1-4-16）

重要结构：升、降结肠，下腔静脉，腹主动脉，左、右输尿管。

此断面内，腹腔内左、右侧分别见降结肠和升结肠断面。空肠占据腹腔前方和中部大部分空间，回肠位于升结肠左侧和腰大肌的前方。两侧肾脏断面已经全部消失，两侧腰大肌的前方有睾丸动、静脉和输尿管下行。

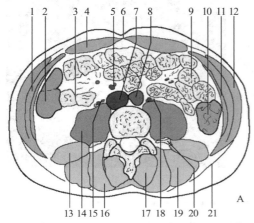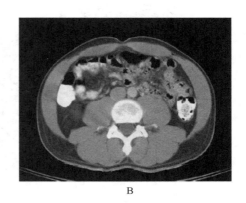

1. 腹内斜肌；2. 升结肠；3. 回肠；4. 腹直肌；5. 肠系膜肌上动、静脉；6. 腹白线；7. 下腔静脉；8. 腹主动脉；9. 空肠；10. 降结肠；11. 腹横肌；12. 腹外斜肌；13. 腰方肌；14. 腰大肌；15. 右睾丸动、静脉；16. 胸最长肌；17. 竖脊肌；18. 左睾丸动、静脉；19. 腰髂肋肌；20. 横突；21. 胸腰筋膜

图 1-4-16 经第 4 腰椎体下份横断面和 CT 图

11. 断层 11：经腹主动脉分叉处、第 5 腰椎椎体上份、髂嵴（图 1-4-17）

重要结构：下腔静脉，左、右髂总动脉。

腹壁的肌群逐渐变薄，腹腔内升结肠占据右侧，横结肠的官腔仍较大，横跨腹腔的前部。腹主动脉已分为左、右髂总动脉，左、右髂嵴断面出现。

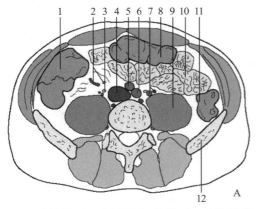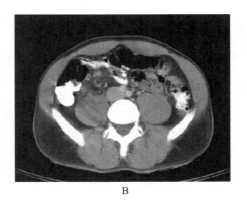

1. 升结肠；2. 右结肠动、静脉；3. 右输尿管；4. 下腔镜面；5. 右髂总动脉；6. 左髂总动脉；7. 左睾丸动、静脉；8. 横结肠；9. 腰大肌；10. 空肠；11. 降结肠；12. 髂嵴

图 1-4-17 经腹主动脉分叉处横断面和 CT 图

12. 断层 12：经回肠末端，左、右髂总静脉合成处，左、右输尿管（图 1-4-18）

重要结构：回肠末端，左、右髂总静脉合成处。

断面内，横结肠的断面已变小，回肠末端紧贴升结肠内侧。两侧输尿管内移，靠近髂血管，向下于骨盆入口处跨越髂血管前方而移行为盆部。

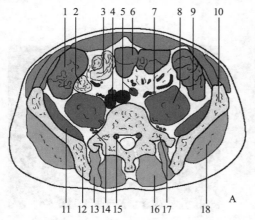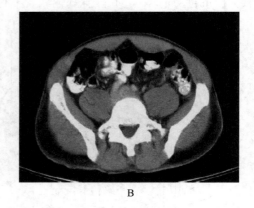

1. 升结肠；2. 回肠末端；3. 回肠；4. 右髂总动、静脉；5. 左髂总动、静脉；6. 横结肠；
7. 左输尿管和睾丸动、静脉；8. 腰大肌；9. 降结肠；10. 髂骨翼；11. 髂肌；12. 髂骨；
13. 胸最长肌；14. 腰丛；15. 第 5 腰神经；16. 竖脊肌；17. 横突；18. 臀中肌

图 1-4-18　经回肠末端横断面和 CT 图

（徐红涛、吴隽松、张慧丽、张益兰）

项目二

腹部影像检查技术

学习目标

1. 学会腹部各种影像检查技术；
2. 明确腹部各种影像检查用途、检查前的准备、适应证和禁忌证，学会各种影像检查操作方法；
3. 会读正常腹部影像片，能识别片中正常解剖结构。

腹部组织器官多为软组织，缺乏自然对比，平片检查存在一定局限性，目前用于胃肠道穿孔、肠梗阻、肝胆系阳性结石、腹部异物、钙化等疾病的检查。胃肠道的影像检查首选硫酸钡造影，CT检查对了解肿瘤的内部结构、管壁的受浸润程度和转移情况有较大的价值，MRI则对胃肠道疾病的诊断价值较小。肝、胆、胰等实质性器官疾患，普通X线检查的诊断价值较小，往往需要进行特殊造影检查，如血管造影、经皮肝穿刺胆系造影、经内窥镜逆行胰胆管造影等，目前的检查方法以USG、CT、MRI等为主。急腹症的影像学检查以普通X线检查为主，通过透视、腹部平片及钡剂造影等检查，大多可确诊。个别急腹症有时也需行特殊检查，如CT对急性胰腺炎、腹部外伤等有独特的诊断价值，而急性消化道大出血则应行急诊血管造影，以达到诊断及进行介入治疗的双重目的。

任务1 腹部X线检查技术

一、腹部X线检查概论

（一）体表标志

为了确定腹部组织器官的体表投影位置，在腹部体表划出标志线进行分区。常用九分法，即用两条水平线和两条纵线将腹部划分为9个区。上水平线为两侧肋弓下缘最低点的连线，下水平线为两侧髂嵴最高点的连线，两条纵线分别为左右锁骨中点与腹股沟韧带中点的连线。所分9区：上部的右季肋区、腹上区、左季肋区，中部的右腰区、脐区、左腰区，下部的右髂区、腹下区、左髂区（图2-1-1）。

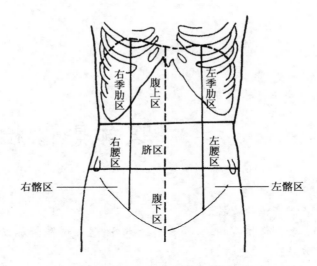

图 2-1-1　腹部体表定位标记示意图

（二）注意事项

（1）摄片前要做好消化道的准备（急腹症及孕妇除外），减少或消除肠内容物以免影响诊断结果。具体方法：检查前 1~2 日食少渣和少糖食物；检查前一日晚，睡前服缓泻剂，一次服蓖麻油 20~30 mL 或番泻叶一剂，便秘者应增加服药日数；检查日晨禁饮食，检查前先行腹部透视，如肠道内粪便、气体较多，应行清洁灌肠：于摄影前 2 小时用肥皂水或生理盐水约 1 500 mL 进行清洁灌肠，清除肠道内容物。

（2）摄影时注意防护，需选择适当的照射野，必要时应用防护用具遮挡。减少不必要的照射次数。

（3）采用正确的摄影体位，可疑肠梗阻、穿孔、出血时，应尽量采用站立位摄影或卧位水平摄影。

（4）腹部摄影焦－片距离应在聚焦滤线栅限定范围之内，一般为 100 cm。

（5）腹部组织对比度较差，应采取呼气末屏气曝光的屏气方式。

（6）除新生儿外，应采用滤线器技术。

（7）对疑有先天性肛门闭锁的新生儿，应在其出生后约 20 小时后进行腹部倒立位摄影，摄片前先要让患儿保持倒立姿势并且要让其大声哭闹 4~5 分钟，使肠腔气体尽可能地上移，以便更好地测量直肠气体末端距肛门皮肤处金属标志的距离，从而提高影像诊断质量。

二、腹部常用 X 线摄影位置

（一）腹部仰卧前后位

该位置为常规摄影位置，用于观察腹部器官的形态、大小、结石及钙化，腹部肿块，急腹症，腹部异物等。

摄影体位（图 2-1-2 参见彩图）：被检者仰卧于摄影床上，身体正中矢状线对正于床面中线,正中矢状面垂直于床面,双下肢伸直。剑突上 2~3 cm 及耻骨联合下 2~3 cm 包括在胶片内。

中心线:对准剑突与耻骨联合上缘连线的中点,垂直于床面。

呼吸状态:深呼气后屏气曝光。

滤线设备:滤线器(+)。

焦-片距:100 cm。

正常表现(图 2-1-3):① 腹部全部包括在照片内,腰椎序列投影于照片正中并对称显示;② 两侧膈肌、腹壁软组织及骨盆腔对称显示在照片内,椎体棘突位于照片正中;③ 肾、腰大肌、腹膜外脂肪线及骨盆影像显示清楚。结肠内若有气体则显示出肠腔轮廓。

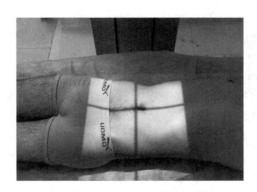

图 2-1-2　腹部仰卧前后位摄影体位

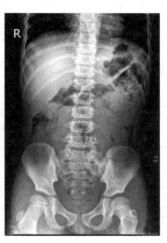

图 2-1-3　腹部仰卧前后位片

(二)腹部侧卧侧位

该位置配合腹部仰卧前后位片,用于观察腹部结石及钙化、腹部肿块、急腹症和腹部异物等病变。

摄影体位(图 2-1-4 参见彩图):被检者侧卧于摄影床上,被检侧在下,两臂上举抱头,双下肢弯曲,身体冠状面垂直床面。腹部前后径中线置于床中线处。剑突上 3 cm 及耻骨联合包括在片内。

中心线:对准剑突及耻骨联合上缘平面的腹部前后径中线中点,垂直于床面。

呼吸状态:深呼气后屏气曝光。

滤线设备:滤线器(+)。

焦-片距:100 cm。

正常表现(图 2-1-5):① 腹部侧位影像,膈肌、耻骨联合及前后腹壁包括在照片内,两侧下部肋骨及两侧髂骨影重叠。② 观察腹部结石、钙化、异物、肿瘤等病变情况,常用做位置关系的判断。

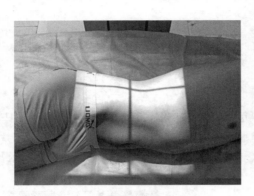

图 2-1-4　腹部侧卧侧位摄影体位

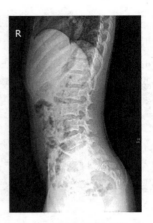

图 2-1-5　腹部侧卧侧位片

（三）腹部站立前后位

该摄影位置用于消化道穿孔、肠梗阻患者检查，分别观察膈下游离气体、气液平面；确定肾脏位置，常与腹部仰卧位前后位片比较，明确肾脏活动范围。

摄影体位（图 2-1-6 参见彩图）：被检者背向摄影架站立，身体正中矢状线对正于暗盒中线，冠状面平行于暗盒。剑突上 5 cm 及耻骨联合包括在胶片内。

中心线：① 观察膈下游离气体时，对准剑突与脐连线中点，垂直于暗盒；② 观察其他部位时，对准剑突与耻骨联合上缘连线的中点，垂直于暗盒。

呼吸状态：深呼气后屏气曝光。

滤线设备：滤线器（＋）。

焦 – 片距：100 cm。

正常表现（图 2-1-7）：① 两侧膈肌、腹壁软组织及骨盆腔对称显示在照片内，椎体棘突位于照片正中；② 膈肌边缘锐利，胃内液平面及可能出现的肠内液平面，均能辨认明确；③ 肾、腰大肌、腹膜外脂肪线及骨盆影像显示清楚；④ 观察消化道穿孔、肠梗阻及肾下垂等病变情况。

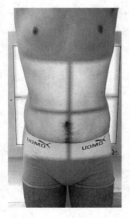

图 2-1-6　腹部站立前后位摄影体位

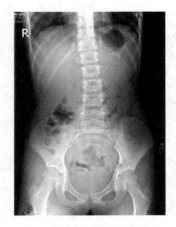

图 2-1-7　腹部站立前后位片

（四）腹部侧卧前后位

该摄影位置主要用于检查不能站立的消化道穿孔及肠梗阻患者等病变情况,观察腹腔及肠腔内气体和气液平面。摄影过程中要注意患者的安全。

摄影体位(图2-1-8参见彩图):被检者左侧卧在摄影床上或病床上,双下肢弯曲,身体正中矢状面平行于床面,暗盒竖放于腹壁后。剑突、耻骨联合及两侧腹壁包括在胶片内。

中心线:对准第3腰椎,垂直于暗盒。

呼吸状态:深呼气后屏气曝光。

滤线设备:滤线器(+)。

焦－片距:100 cm。

正常表现(图2-1-9):腹部正位像,能清晰显示腹膜腔游离气体及肠腔内液气面。

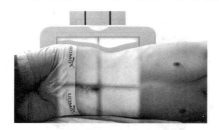 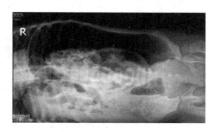

图 2-1-8　腹部侧卧前后位摄影体位　　　　图 2-1-9　腹部侧卧前后位片

（五）腹部倒立前后位

该摄影位置常用于检查新生儿的先天性肛门闭锁,观察闭锁肠管的范围和部位。

摄影体位(图2-1-10):患儿呈倒立姿势,正中矢状面与暗盒垂直,背部贴暗盒面。上缘超过肛门3～4 cm,肛门处做一金属标记。

中心线:对准腹部正中水平射入。

呼吸状态:深呼气后屏气曝光。

滤线设备:滤线器(－)。

焦－片距:100 cm。

正常表现(图2-1-11):① 腹部倒立影像。② 可见直肠气体末端距肛门皮肤处金属标志的距离。

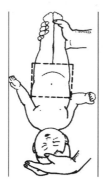 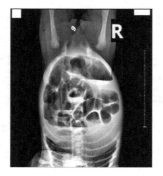

图 2-1-10　腹部倒立前后位摄影体位　　　　图 2-1-11　腹部倒立前后位片

（六）腹部倒立侧位

该摄影位置配合腹部倒立前后位片，从不同角度观察闭锁肠管的范围和部位。

摄影体位（图2-1-12）：患儿呈倒立姿势，正中矢状面与暗盒平行，左侧部紧贴暗盒。暗盒上缘超过肛门3~4 cm，肛门处做一金属标记。

中心线：对准腹部正中水平射入。

呼吸状态：深呼气后屏气曝光。

滤线设备：滤线器（－）。

焦－片距：100 cm。

正常表现（图2-1-13）：① 腹部倒立影像。② 可见直肠气体末端距肛门皮肤处金属标志的距离。

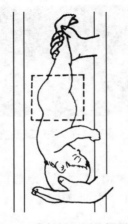 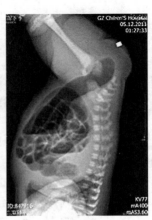

图 2-1-12　腹部倒立侧位摄影体位　　　图 2-1-13　腹部倒立侧位片

三、消化道的造影检查技术

消化道的造影包括胃肠道消化道钡餐造影和钡灌肠造影检查，两者临床应用最为广泛。

（一）钡餐造影检查

此种检查用于观察咽、食道、胃、十二指肠、小肠和大肠的形态、位置及功能的改变。观察全胃肠道一般需要24小时。为了减轻患者痛苦，避免其接受过多的X线照射，缩短检查的时间，应根据病史和初步临床诊断有目的地做选择性检查。一般将消化道分为食道、上消化道（包括食管、胃和十二指肠）、小肠（包括空回肠、回盲部）和全消化道。或在有可疑之处进行摄片。透视能随意转动患者，观察胃肠道的形态和功能情况。照片可发现透视时所不能看到的细微结构和微小病变，并做永久记录，以供复查对比。对有严重胃肠道狭窄、急性消化道出血、胃肠道穿孔者，应禁做钡餐造影。必要时可用水溶性造影剂造影，但对碘过敏者禁用，有肠炎者慎用。

1. 钡餐造影前的准备

（1）患者的准备。造影前6~12小时禁饮食，3日前停用不透X线的药物（如铋剂和钙剂等），及能改变胃肠道功能的药物。检查食管可不必禁食，但怀疑为食道下端的病变时，也需要禁饮食，以便观察胃底。如果有幽门梗阻者，应在洗胃后，抽净胃内液体，或检查前 2~3 日用分泌抑制剂。胃酸过多者可用中和剂。

（2）钡剂的配制。胃肠道造影一般用医用硫酸钡。硫酸钡制剂应具备的条件：① 硫酸钡内不含杂质，尤其不能混有氯化钡、碳酸钡及钡离子，以免引起中毒。② 硫酸钡颗粒多在 1 μm 以下；③ 硫酸钡溶液浓度低，附着性好，不易下沉。硫酸钡的性质稳定，在胃肠道内不被吸收，也没有过敏反应。

硫酸钡剂应用时临时配制，每人每次用量约 100~150 g，加入适量阿拉伯胶粉以增加钡剂的黏稠度及防止沉淀，也可加入白芨、胃黏液蛋白、淀粉糖和香料，以保护胃黏膜和调味。用量随需增减。

口服硫酸钡制剂根据检查部位不同可调制成两种不同的浓度：检查食道胃黏膜像和十二指肠球部黏膜像用稠钡，应将钡剂调成糊状，其钡水重量之比为 3:1~4:1，浓度为 300%~400%；观察胃的充盈像、小肠和大肠均可用稀钡，钡水重量之比为 1:1，浓度为 50%~100%。

调制钡剂时必须搅拌均匀，避免结块。配制后的钡剂存放时间不宜过长，最好现用现配，避免糖和胶粉分解发霉或硫酸钡变质而导致中毒。溶剂和调钡的用具必须严格消毒，防止交叉感染。

2. 造影方法

（1）咽部造影。患者取直立位，先行常规胸腹透视之后，让患者含一口稠钡，于后前位、侧位进行观察。吞钡透视，所见钡剂由口腔经舌根到口腔、喉咽。当咽肌收缩后，在会厌谿及梨状窝内仍留下一薄层钡剂涂于咽黏膜表面，可清晰显出正常咽部外形轮廓及咽部皱襞凹陷。钡剂通过咽部到食管这一过程十分迅速，应抓住时机，密切观察并点片。此外根据需要还可采用深吸气屏气法，使咽部充气，形成双重对比。该法对观察咽壁柔软度、运动情况或咽腔内有否新生物等，均十分有助。

（2）食管造影。一般采取站立多体位透视下观察，先右前斜位，然后转为前后位和左前斜位观察。吞钡后从不同角度观察食管所显示的轮廓和黏膜像，以及食管的蠕动、柔软度和是否通畅等，必要时点片。在检查过程中，应根据病变情况，使用一些特殊方法来提高病变的显示率。如食管静脉曲张的患者最好能取俯卧位，左侧抬高或做呃气动作或服产气药物形成气钡双重对比，均有利于显示微细病变。

（3）胃及十二指肠造影。造影前先行胸、腹部透视，观察有无胃肠胃肠道穿孔、肠梗阻。若发现胃肠道穿孔所致的膈下游离气体或肠管积气、扩张、积液，钡餐检查则为禁忌。观察有无胆石或肾结石，胆石症可引起球部痉挛变形。观察胃内有无液平面，胃内有潴留液应抽出方能造影。同时还应注意胃泡的形态、轮廓及大小。胃贲门癌易使胃泡变形僵硬，胃泡内出现软组织块影，有时较钡餐检查更有价值，故不能忽略。

胸腹部透视完毕，患者站立，取右前斜位吞一口稠钡。荧屏应随钡头移动。吞入的钡剂沿食管徐徐进入胃，在胃贲门部稍显缓慢，随后钡沿胃小弯连续下行，涂布于黏膜皱襞上。观察黏膜像后，患者再服 200~300 mL 稀钡剂，此时在透视下观察食管的充盈、舒张和蠕动最好。然后着重观察胃及十二指肠的充盈像,注意胃的形态、轮廓、位置、大小,蠕动及幽门开放情况,并观察幽门部有无变形、牵拉、移动和受压等。在透视过程中,应适时地拍摄点片,以便做进一步诊断分析。对于胃部的活动情况,可用电影摄影或电视磁带录像的方法将它记录下来,做反复的仔细的研究。

上述胃十二指肠造影方法具普遍性,应用广泛。胃双重造影主要用于显现胃黏膜的细微变化,对诊断早期胃癌有重要的意义。此外对线形溃疡、糜烂性胃炎的诊断,胃窦良恶性狭窄鉴别均有很大的价值。胃双重造影法大致归纳为两类:一类是不使用低张药物的方法,特点是接近生理状态,但黏膜皱襞不能展平,折叠的黏膜皱襞有可能遮盖较小的或表浅的病变;另一类使用低张药物,特点是胃处于低张状态,蠕动停止,充以钡剂和气体后,黏膜皱襞展平,钡剂均匀地涂布在黏膜表面,可清楚地显示细微的黏膜结构(胃小区)及微小的病变。胃双重造影应结合黏膜法、充盈法和压迫法同时进行,以双重法为主,以利于发现病变,提高诊断率。注射平滑肌松弛药物后至患者感到口干时口服钡剂 20 ~ 50 mL,取卧位,然后进行胃内充气,其方法有:① 导管法,经导管向胃内注入空气 250 ~ 400 mL。此法插管有一定的痛苦,患者不易接受,不宜常规使用。② 服发泡剂法,服钡后将发泡剂 3 ~ 4 g 置于舌上,立即用消泡剂 10 mL 一口送下。此法较简单,患者易接受,广为临床使用。③ 服钡同时吞气法,患者手捏鼻部,小口吞服钡剂,使气、钡同时进入胃内。如用三通管将钡与气体同进入口内吞下,进入胃内气体较多,效果更为满意。造影剂引入胃后,为了使造影剂满意地黏附在黏膜上和展开黏膜,立即将患者缚于摇篮床上,操纵机器使患者左右旋转或上下倾斜;或让患者朝一方向做 360°滚动,产生一种冲力,称为冲刷技术。透视下观察钡剂在胃壁涂布情况和气体分布,然后变换患者体位,适时摄片 4 ~ 6 张。

(4)小肠钡餐造影。小肠钡餐造影常用两种方式进行。若系全消化造影,可在上消化道检查结束后,每隔 1 小时左右检查 1 次,至钡剂充盈升结肠时为止,约 4 ~ 6 小时检查完毕,但应根据小肠的动力快慢缩短或延长复查间隔的时间。一般服后 2 ~ 3 小时钡剂达回肠,3 ~ 6 小时钡剂充盈回盲部。小肠充盈后,彼此相互重叠,透视下必须用手加压和变换各种体位,使重叠的肠管分开,才能详细清楚地观察小肠黏膜、轮廓、管径大小、肠祥的排列和分布,韧度和移动度。检查时,按各组小肠分布的位置依次观察,可按先左上、左中腹,再右上、右中腹,继而下腹及盆腔,最后检查回盲部等顺序进行,这样可避免遗漏。左腹小肠的观察取左前斜位(40 ~ 60°),并嘱患者深吸气,同时用手将肠管分开。右腹小肠的观察则取右前斜位。位于盆腔内之小肠,使用手法按摩欲使肠祥分开实属困难,可令患者俯卧成膝胸卧位,并用手按摩下腹部,这样可使小肠从骨盆腔内倾出,然后再转为仰卧位进一步检查。检查回盲部可用斜位,并用手施压,使回肠末端与盲肠、升结肠分开,清楚显示被检部位,同时了解肠管的移动性及局部有否压痛。在胃排空(3 小时左右)时,患者可进食,这样能促进胃肠反射,加速肠蠕动,可缩短小肠排空时间。如使用促肠道排泄药物,如吐灭灵(paspertinum)或新斯的明(neostigmine),则效果会更好。

如初步确定病变在小肠,则可以只做小肠钡餐造影。造影前 12 小时禁水禁食。检查前 2～3 小时口服稀钡 200～300 mL,透视方法如前述。为了减少检查次数,节省时间,有人将钡分 3～4 次服,每次间隔 15～30 min,在最后 1 次服完后,全部小肠即可充盈,但对小肠运动情况了解欠佳。

钡餐造影显示阑尾的机会较多,占 75% 以上,一般在口服钡剂后 2～24 小时内阑尾即可显影,9～12 小时约有 70% 以上阑尾显影。如在服钡 3 小时后一次口服硫酸镁 10～15 g(溶水 100 mL),3～6 小时后检查,可使阑尾显影的机会大为增多。如 24 小时后仍未显影者则阑尾以后显影的机会也不多。

(5)大肠钡餐造影。主要是了解大肠的运动功能。由于钡剂到达结肠时已很分散,与肠内容物混杂在一起,对大肠的形态了解很不可靠。

钡剂在大肠内停留时间较长,移动缓慢。一般在次日晨观察。为加速钡剂到达结肠时间,可在钡剂中加硫酸镁、山梨醇或服钡后肌肉注射新斯的明 1～2 mL,约 1.5～3 小时即能使大肠全程显影。如乙状结肠和直肠充盈不满意,可嘱患者排便后再复查。

钡餐检查禁用于大肠梗阻患者,因结肠水分吸收快,钡剂易干结而加重肠梗阻,甚至引起坏死、穿孔。

(二)钡灌肠检查

1. 钡灌肠大肠造影

钡灌肠大肠造影是诊断大肠病变的基本方法,除疑有大肠坏死、穿孔,以及肛裂疼痛不能做灌肠外,一般无禁忌证。

(1)患者的准备。重点是彻底清除大肠内储存的粪便,这对观察细小病变有着特别重要的意义。在检查的前 1 日进少渣饮食,当晚 8 时用开水冲服番泻叶 5～10 g(约 500 mL),或口服 30 mL 蓖麻油。造影前 6 小时禁食,钡灌肠前 1 小时用 1% 的肥皂水或生理盐水 1 500 mL 做清洁灌肠。清洁灌肠时应变换体位,使液体到达盲肠,彻底将大肠内清洗干净。清洁灌肠距钡灌肠的时间不能太近,不然大肠内水分得不到充分吸收,使灌入的钡剂被稀释而导致影像不清,或者小肠内容物进入大肠而影响检查致诊断困难。洗肠后应让患者多排几次便,然后开始检查。

(2)钡剂的配制。普通钡灌肠一般用较稀薄的钡剂,钡、水比例通常以 1:4 为合适,用约 250 g 医用硫酸钡加水至 1 000 mL 调均匀,再加 10～20 g 阿拉伯胶粉或者 2.5% 羧甲基纤维素以增加钡剂黏度,防止快速沉淀。为了显示肠黏膜细节,如拟诊为息肉和早期肿瘤等,可在钡液中加 1% 鞣酸,抑制黏液分泌,使钡剂附于肠黏膜表面,同时促使肠管均匀完全地收缩,使黏膜显示清楚。但鞣酸是一种强的肝毒素,用量过大,可引起肝损害,同时还可以引起肠痉挛产生腹部绞痛,故使用鞣酸时,浓度不宜过高,时间不能过长,结肠黏膜面破溃较大者不应使用。钡灌肠结束后应立即做清洁灌肠或注射新斯的明,使鞣酸及早排出。

(3)造影方法。钡剂的温度以微温为宜,将装满钡剂的灌肠筒置于摄影台上约 100 cm 高处。在肛管顶端擦上少许润滑油后,先由肛管放出少量钡剂,观察钡剂注入是否通畅,并把管内气体排出,夹住管子。然后让患者屈膝侧卧于摄影台上,将肛管轻轻插入直肠内约 7～10 cm,再使患者仰卧,在透视下观察其腹部有无异常致密阴影,以及肛管的位置之后,徐徐灌入钡剂,密切注意钡首的走向和形状。钡剂灌入的速度要慢,压力宜低,当直肠充盈扩张时,患者常感有便意,应立即停止钡剂灌入,稍待一会儿,待便意消失后,再缓慢将钡剂继续灌入。当钡剂首端到达直肠与乙状结肠交界处时,暂时停止灌注,令患者左右变换体位,以便观察直肠及乙状结肠远端有无充盈缺损或其他改变。然后继续灌入,使乙状结肠充盈。乙状结肠因冗长扭曲并与直肠重叠而影响观察,应采取右前斜位(右侧抬高)使重叠肠管分开,可视乙状结肠全貌。此时左半结肠位置最低,钡剂很易将左半结肠充盈,让患者取仰卧位,仔细检查降结肠。因脾曲的肠管前后重叠,检查时应取左前斜位(左侧抬高),可将脾曲重叠肠袢展开,同时也利于横结肠充盈。因横结肠位置靠前,仰卧位可使其充钡满意。钡首在通过肝曲时常稍有停留,做深呼吸或将手压迫近端结肠,并向上推压数次,钡剂即可充盈升结肠和盲肠,一般钡剂到升结肠即应停止注钡,避免回肠充钡过多,妨碍对结肠的观察。由于肝曲肠管也是前后重叠的,在观察肝曲时,用右前斜位(右侧抬高)显示清楚。当盲肠、末端回肠均充盈满意后,可再按回盲部、升结肠、横结肠、降结肠、乙状结肠、直肠等顺序将肠管重复检查一次,观察肠的轮廓、宽度、柔软度、移动度、有无压痛及激惹征象,对有病变或可疑部位,采用各种适当体位仔细检查并及时摄片。大肠充盈像检查完毕,让患者将钡剂尽可能排空(排空像),再在透视下检查黏膜像,并摄片记录,必要时用肛管从肛门注入空气行双重对比造影,这样对结肠息肉和肠壁上细小病变显示较为满意。

2. 小肠钡灌肠造影

小肠的解剖特点是冗长,蜷伏在腹腔内,胃肠钡餐检查时,小肠相互重叠,且检查时间较长。采用小肠灌钡的方法可解决上述不足。

(1)十二指肠插管灌肠法。此法是经口腔将十二指肠引流管或特制的十二指肠导管送入十二指肠内,用注射器或输液瓶注入20%(g/mL)稀钡1 000 mL(200 g硫酸钡加入0.5%羧甲基纤维素钠溶液1 000 mL)。注钡时在透视下观察,钡剂在小肠内通过迅速,平均15 min即可达盲肠。本法仅适用于小肠的器质性病变,对观察病变的部位、范围、程度、僵硬状态和周围的关系较为满意。注钡后再注入气体可取得双重对比造影的效果。

(2)米-艾二氏管选择性灌肠法。米-艾二氏管(Miller-Abbott tube,简称M-A管)是双腔胃肠减压管。大管腔头端有一多孔金属头,供抽吸胃肠内容物和钡用。小管腔头端有一气囊,可充以气体。经鼻孔或口腔将M-A管送至十二指肠内,通过小管腔向气囊内注入20 mL空气(导管内容积为15 mL)。小肠的蠕动将气囊向前推进,直达小肠梗阻部位的近端。经大管腔注入稀钡剂20~30 mL,观察梗阻部位病变情况。若气囊未充气的导管能越过病变部位,然后使气囊充气膨胀而闭塞肠管,则注入稀钡剂20~30 mL,使钡剂逆流充盈肠管以观察近端肠管的病变。此种方法多用于检查部分性或完全性肠梗阻,也用于检查小肠肿瘤和局部出血性病变。如无肠梗阻,M-A管头端一般在3小时内达回盲部。

(三)消化道的正常表现

胃肠道疾病的检查主要应用钡餐造影,显示胃肠道的位置、轮廓、腔的大小及黏膜皱襞的情况,但针对胃肠道肿瘤的内部结构、胃肠壁的浸润程度和转移等尚有一定困难,还需与其他检查相结合。目前对于胃肠的疾病的检查,首选当是钡剂造影的检查方法。

1. 咽部

咽部是胃肠道的开始部分,它是含气空腔。吞钡正位观察,上方正中为会厌,两旁充钡小囊状结构为会厌谿。会厌谿外下方较大的充钡空腔是梨状窝,近似菱形且两侧对称,梨状窝中间的透光区为喉头,勿误认为病变。正常情况下,一次吞咽动作即可将钡送入食管,吞钡时梨状窝暂充满钡剂,但片刻即排入食管。

2. 食管

食管是一个连接下咽部与胃的肌肉管道,起于第6颈椎水平与下咽部相连。食管入口与咽部连接处及膈的食管裂孔处各有一生理性狭窄区,为上、下食管括约肌。

食管充盈像:食管吞钡充盈,轮廓光滑整齐,宽度可达2~3 cm。正位观察位于中线偏左,胸上段更偏左,管壁柔软,蠕动自如。右前斜位是观察食管的常规位置,在其前缘可见3个压迹,从上至下为主动脉弓压迹、左主支气管压迹、左心房压迹(图2-1-14)。

食管黏膜像(图2-1-15):少量充钡,黏膜皱襞表现为数条纵行、相互平行的纤细条纹状阴影。这些黏膜皱襞通过裂孔时聚拢,经贲门与胃小弯的黏膜皱襞相连续。

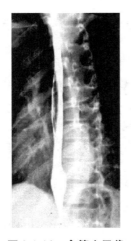

图 2-1-14　食管充盈像

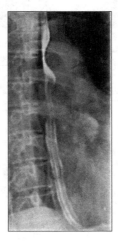

图 2-1-15　食管黏膜像

透视下观察,正常食管有两种蠕动。第一蠕动为原发性蠕动,系由下咽动作激发,使钡剂迅速下行,数秒达胃内。第二蠕动又称继发蠕动波,由食物团对食管壁的压力所引起,起始于主动脉弓水平,向下推进。第三蠕动波是食管环状肌的局限性不规则收缩运动,形成波浪状或锯齿状边缘,出现突然,消失迅速,多发于食管下段,常见于老年人和食管贲门失弛缓症者。

另外,当深呼吸时膈肌下降,食管裂孔收缩,致使钡剂暂时停顿于膈上方,形成食管下端膈上一小段长约4~5 cm的一过性扩张,称之膈壶腹,呼气时消失,属于正常表现。

此外,贲门上方3~4 cm长的一段食管,是从食管过渡到胃的区域,称为食管前庭区,具有特殊的神经支配和功能,此段是一高压区,有防止胃内容物反流的重要作用。现在将原来所定的下食管括约肌与胃食管前庭段统称为下食管括约肌。它的左侧壁与胃底形成一个锐角切迹,称为食管胃角或贲门切迹。

3. 胃

胃一般分为胃底、胃体、胃窦三部分及胃小弯和胃大弯。胃底为贲门水平线以上部分,立位时含气,称为胃泡。贲门至胃角(胃体与胃窦小弯拐角处,也称胃角切迹)的一段称胃体。胃角至幽门管斜向右上方走行的一部分,称胃窦。幽门为长约 5 mm 的短管,宽度随括约肌收缩而异,将胃与十二指肠相连。胃轮廓的右缘为胃小弯,左缘是胃大弯。胃的形状与体型、张力及神经系统的功能状态有关,一般可分为以下 4 种类型(图 2-1-16)。

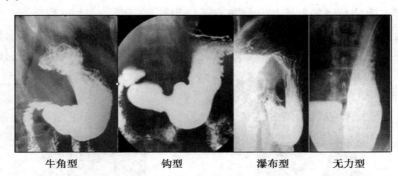

牛角型　　　　　钩型　　　　　瀑布型　　　　无力型

图 2-1-16　胃 4 种类型

牛角型:位置、张力均高,呈横位,上宽下窄,胃角不明显,形如牛角。多见胖体形人。

钩型:位置、张力中等,胃角明显,胃的下极大致位于髂嵴水平,形如鱼钩。

瀑布型:胃底大呈囊袋状向后倾,胃泡大,胃体小,张力高。充钡时,钡剂先进入后倾的胃底,充满后再溢入胃体,犹如瀑布。

无力型:又称为长钩型胃,位置、张力均低,胃腔上窄下宽如水袋状,胃下极位于髂嵴水平以下。见于瘦长体形人。

胃的轮廓在胃小弯侧及胃窦大弯侧光滑整齐,胃体大弯侧则呈锯齿状,系横、斜走行的黏膜皱襞所致。

胃的黏膜皱襞像,可见皱襞间沟内充以钡剂,呈致密的条纹状影。皱襞则显示为条状透亮影。胃小弯侧的皱襞平行整齐,一般可见 3~5 条。角切迹以后,一部分沿胃小弯走向胃窦,一部分呈扇形分布,斜向大弯。胃体大弯侧的黏膜皱襞为斜行、横行而呈现不规则的锯齿状。胃底部黏膜皱襞排列不规则,相互交错呈网状。胃窦部的黏膜皱襞可为纵行、斜行及横行,收缩时为纵行,舒张时以横行为主,排列不规则。胃的双对比造影显示胃整体的边缘形成了光滑连续的线条状影,其粗细、密度在任何部位均相同,无明显的突出与凹陷。双对比造影能显示黏膜皱襞的微细结构即胃小区、胃小沟。正常胃小区为 1~3 mm 大小,呈圆形、椭圆形或多角形大小相似的小隆起,其由于钡剂残留在周围浅细的胃小沟而显示出,呈细网眼状。正常的胃小沟粗细一致,轮廓整齐,密度淡而均匀,宽约 1 mm 以下。

胃的蠕动来源于肌层的波浪状收缩,胃体上部开始,有节律地向幽门方向推进,波形逐渐加深,一般同时可见 2~3 个蠕动波。胃窦没有蠕动波,是整体向心性收缩,使胃窦呈一细管状,将钡剂排入十二指肠;之后,胃窦又整体舒张,恢复原来状态。但不是每次胃窦收缩都有钡剂排入十二指肠。胃的排空受胃的张力、蠕动、幽门功能和精神状态等影响,一般于服钡 2~4 小时后排空。

4. 十二指肠

十二指肠全程呈 C 形,上与幽门连接,下与空肠连接,一般分为球部、降部、水平部(横部)及升部。球部呈锥形,两缘对称,尖部指向右后方,底部平整,球底两侧称为隐窝或穹窿,幽门开口于底部中央。球后轮廓光滑整齐,黏膜皱襞为纵行、彼此平行的条纹。降部以下黏膜皱襞的形态与空肠相似,呈羽毛状。球部的运动为整体性收缩,可一次将钡剂排入降部。降、升部的蠕动多呈波浪状向前推进。十二指肠正常时可有逆蠕动。

低张力造影时,十二指肠管径可增宽 1 倍,黏膜皱襞呈横行排列的环状或呈龟背状花纹。降部的外侧缘形成光滑的曲线。内缘中部常见一肩状突起,称为岬部,为乳头所在处,其下的一段较平直。平直段内可见纵行的黏膜皱襞。十二指肠乳头易于显示,位于降部中段的内缘附近,呈圆形或椭圆形透明区,一般直径不超过 1.5 cm。

5. 空肠与回肠

空肠与回肠之间没有明确的分界,但上段空肠与下段空肠的表现大不相同。空肠大部位于左上中腹,多见于环状皱襞,蠕动活跃,常显示为羽毛状影像,如肠内钡剂少则表现为雪花状影像(图2-1-17)。回肠肠腔稍小,皱襞少而浅,蠕动不活跃,常显示为充盈像,轮廓光滑。肠管内钡剂较少,收缩或加压时可以显示黏膜皱襞像,呈纵行或斜行。末端回肠自盆腔向右上行与盲肠相接。回盲瓣的上下缘呈唇状突起,在充钡的盲肠中形成透明影。小肠的蠕动是推进性运动,空肠蠕动迅

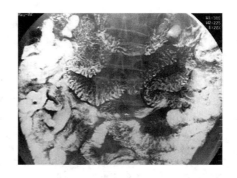

图2-1-17 空肠与回肠黏膜像

速有力,回肠慢而弱。有时可见小肠的分节运动。服钡 2~6 小时后钡的先端可达盲肠,7~9 小时后小肠排空。

6. 大肠

大肠分为盲肠、升结肠、横结肠、降结肠、乙状结肠和直肠,绕行于腹腔四周。升、横结肠转弯处为肝曲,横、降结肠转弯处为脾曲。横结肠和乙状结肠的位置及长度变化较大,其余各段较固定。直肠居骶骨之前,其后部与骶骨前缘紧密相连。大肠中直肠壶腹最宽,其次为盲肠,盲肠以下各肠管逐渐变小。但其长度和宽度随肠管充盈状态肌张力有所不同。

大肠充钡后,X 线主要特征为结肠袋,表现为对称的袋状突出。它们之间由半月襞

形成不完全的间隔。结肠袋的数目、大小、深浅因人而异,横结肠以上较明显,降结肠以下逐渐变浅,至乙状结肠接近消失,直肠则没有结肠袋(图 2-1-18)。

大肠黏膜皱襞为纵、横、斜三种方向交错综合状表现。盲肠、升、横结肠皱襞密集,以斜行和横行为主,降结肠以下皱襞渐稀且以纵行为主(图 2-1-19)。

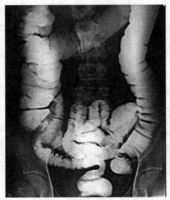

图 2-1-18 大肠充盈像

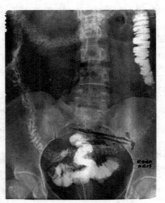

图 2-1-19 大肠黏膜像

大肠的蠕动主要是总体蠕动,右半结肠出现强烈的收缩,呈细条状,将钡剂迅速推向远侧。结肠的充盈和排空时间差异较大,一般服钡后 6 小时可达肝曲,12 小时可达脾曲,24~48 小时排空。

阑尾在服钡或钡灌肠时均可能显影,呈长条状影,位于盲肠内下方。一般粗细均匀,边缘光滑,易推动。阑尾不显影、充盈不均匀或其中有粪石造成的充盈缺损不一定是病理性的改变,阑尾排空时间与盲肠相同,但有时可延迟达 72 小时。

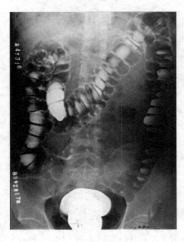

图 2-1-20 大肠双对比造影像

双对比造影时,膨胀而充气肠腔的边缘为约 1 mm 宽的光滑而连续的线条状影,勾画出结肠的轮廓,结肠袋变浅,黏膜面可显示出与肠管横径平行的无数微细浅沟,称之为无名沟或无名线(图 2-1-20)。它们既可平行又可交叉形成微细的网状结构,从而构成细长的纺锤形小区,与胃小区相似。小区大小约为 1 mm × 3 mm ~ 1 mm × 4 mm 左右。小沟与小区为结肠双对比造影,能显示黏膜面的最小单位,为结肠病变早期诊断的基础。

另外在结肠 X 线检查时,某些固定部位较经常见到有收缩狭窄区,称为生理性收缩环。狭窄段自数毫米至数厘米长,形态多有改变,黏膜皱襞无异常,一般易与器质性病变相鉴别。但在个别情况下,当形态较固定时,注意与器质性病变鉴别。

四、ERCP

内镜下逆行胰胆管造影术(endoscopic retrograde cholangiopancreatography,ERCP)是

经十二指肠镜直视下通过十二指肠壶腹部乳头开口处插管,行胰胆管造影,是一种微创或无创的肝、胰系疾病的诊疗技术。胆管、胰管同时显影或先后显影,是一种观察胆胰管的方法。主要用于鉴别梗阻性黄疸。通过造影可以发现胆石症、胆道蛔虫症、胆道肿瘤、肝管炎、胰腺炎和胰腺肿瘤等多种疾病。对胆管狭窄、俄狄氏括约肌狭窄症、胆管肠道吻合术后的检查等有较高的诊断价值。本法还可作引导肝胆胰病变经皮针吸抽活检、胆管刷活检、脱落细胞检查,以及处理胆系结石等介入性放射学技术用。对年老体弱和心肺功能不全的患者,患有冠心病、严重高血压、食管狭窄、食道静脉曲张、贲门痉挛、幽门梗阻及急性肝管炎、急性胰腺炎的患者禁用此种检查。合并其他造影术对胰胆管疾病的诊断率相当高,但因操作较复杂,患者有一定痛苦,而不宜作为胆系常规法。

（一）造影前准备

1. 患者准备

（1）术前 6~8 小时禁食禁饮。

（2）化验血常规、凝血功能,肝功能、血淀粉酶等检查,有条件的医院可先行磁共振胆胰管成像（MRCP）。

（3）根据所选用的造影剂做过敏试验。

（4）向患者或家属交代病情,检查治疗前应签署检查（手术）同意书,详细向患者说明检查或治疗的必要性、术中或术后可能发生的并发症,取得患者及其家属的同意后方可做检查治疗。

（5）术前向患者做好解释工作,以消除顾虑,争取积极配合。

（6）患者穿着合适,不要穿着太厚,去除有金属的物品或其他影响摄影的衣物等。

（7）保持静脉通路,必要时给予补液或用药。

（8）常规进行血氧、脉搏监测,特别强调：对高危患者进行脉搏、血氧、心电及血压监护的持续监测,必须持续给予吸氧。

（9）手术室内必须配备有复苏用的器械和药品的抢救车。

（10）咽部麻醉。

（11）体位：左侧卧位,为常规体位,优点是可以减少患者的不适感,特别是对老年患者,可以避免俯卧位时造成的呼吸不畅;体位调整为俯卧位。

2. 器械准备

（1）内镜：电子十二指肠镜为侧视镜,图像清晰。内镜诊断时,可选用工作通道为2.8 mm 和 3.2 mm 的小直径内镜。内镜治疗时,工作通道为 3.7 mm 或 4.2 mm 十二指肠镜。

（2）造影导管及附件：目前常用于 ERCP 造影和选择性插管的器械主要包括单腔ERCP 导管、双腔 ERCP 导管,以及乳头切开刀。

（3）光滑导线：常用的有 Tracer 导线、Terumo 导线及 Zebra 导线。导线分为直头和弯头。

（4）诊断性及治疗性附件：胆、胰管活检钳,胆胰管细胞刷,鼻胆引流管,鼻胰引流管,取石网篮,取石气囊、扩张气囊、扩张管、碎石器等。

3. 药品准备

（1）造影剂：为无菌水溶性碘溶液，常用是60%的泛影葡胺，非离子性造影剂如碘海醇、碘佛醇、优维显等更为理想。造影剂先用生理盐水稀释1倍，抽入20 mL注射器中备用。

（2）胃镜润滑剂。

（3）镇静剂，如安定等。

（4）解痉剂，如解痉灵（丁溴东莨菪碱）等。

（5）镇痛剂，如杜冷丁（哌替啶）等。

（二）造影方法

（1）内镜经口、食管、胃、十二指肠，插入十二指肠降部，找到十二指肠乳头。

（2）认准十二指肠乳头开口，调整乳头位置。

（3）插管。ERCP要求胆、胰管双显影时，将ERCP造影管头端对准乳头开口的中央部插入约1~2 mm。适当调整插管轴向，使之适合于双管造影，或边缓慢推注造影剂，边根据显影情况微微调节导管轴向，通常胆、胰管可自然同时显影。

（4）选择性插管。ERCP技术中最困难的是选择性插管及从胰管/胆管转插胆管/胰管。选择性插管要求内镜医师必须具有一定的实践经验。胆总管开口：绝大部分斜行于乳头开口的上半11点钟位处开口。胰管开口：水平开口于乳头开口的下半5点钟位处。准确插入胆总管或胰管的开口后，当轴向不妥时，保持导管前端插入状态，通过调整内镜及导管，根据所需要的轴向，使导管左右或上下方向适当游走，以达到理想的插管轴向。选择性胆管插管常较胰管插管难，如过度强调自下而上插入，导管内镜插入过深时应稍微退出内镜，以便调节插入轴向；强调拉直内镜，内镜拉出过多时，宜稍微插入内镜以达到正确的插管轴向。

（5）摄片。注入造影剂后，患者取俯卧位，可使胰管、胆总管、左侧肝管、右前叶肝管和胆囊充盈。取俯卧位左侧抬高，使右后叶肝管充盈，胆囊可充盈更满意。头低足高位可使上段胆管及左右肝管分支充盈。仰卧位或立位，胆总管下段充盈。整个造影过程在显影屏幕监视下进行，检查段充盈满意时，可随时摄片。造影结束时，拔出内窥镜后应摄片，观察与内窥镜的重叠部分（壶腹部）和胰胆管的排空情况。如15~30 min主胰管末排空，胆总管30~60 min末排空，则可能有梗阻存在。

（6）术后处理。术后2小时及次日空腹检查血清淀粉酶，如超过200个单位有疼痛或发烧时，应按急性胰腺炎处理。造影后应进低脂半流质饮食2~3日；给广谱抗生素3~7日以防感染。

（三）正常表现（图2-1-21）

1. 胆管

ERCP时胆管的显影顺序多为胆总管、胆囊管、胆囊、肝总管、左右肝管、肝内胆管。胆总管直径5~9 mm、肝总管4~8 mm、左右肝管3 mm。

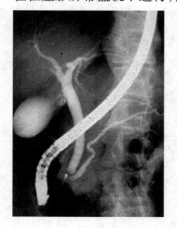

图2-1-21　ERCP像

2. 胰管

胰管位于第 12 胸椎至第 2 腰椎平面。造影时主胰管和副胰管可同时显影。主胰管自十二指肠乳头开口逐渐变细,轮廓清晰,其走行可分 4 型:上升型、水平型、S 型及下行型。主胰管其头、体、尾最大直径约 5 mm、4 mm、2 mm;粗细呈比例,若体尾部胰管粗于头部胰管,在正常范围内也属异常。

五、PTC

经皮肝穿刺胆管造影(percutaneous transhepatic cholangiography,PTC):用带塑料管外鞘的穿刺针或 Chiba 细穿刺针,自右腋中线或前侧径路,在 X 线透视下,穿刺入肝内胆管,再注入造影剂即可清晰显示肝内外胆管,可了解胆管内病变部位、程度和范围,有助于黄疸的鉴别。这种方法主要用于梗阻性黄疸患者,以了解胆道梗阻部位、范围和原因,为外科手术提供解剖和病理资料,以便选择手术方法和步骤。同时是胆系引流、良性胆管狭窄的经皮肝扩张、经皮肝胆管结石套取和胆管病变活检等介入性放射学技术的首要步骤。

(一)术前准备

(1)造影前一日晚清洁灌肠,并给镇静剂。

(2)造影前 60 min 给镇静剂,30 min 前肌注杜冷丁但禁用吗啡,以免引起俄狄氏括约肌痉挛而混淆诊断。

(3)造影前行腹部透视,观察肝下有无充气肠管,以免穿刺时误伤。

(4)做碘过敏试验,局麻药物过敏试验。

(5)做凝血酶原时间,出凝血时间,肝、肾功能测定。

(6)备穿刺针:6 号细长针,或长 15 cm、外径 0.7 mm、内径 0.5 mm,针头斜面 30°的穿刺针,配有可曲性很强的钢针芯,或 76-2 型塑料外套管穿刺针,长 25~28 cm,外径 1.3 mm、内径 0.9 mm。

(二)造影方法

(1)患者平卧 X 线检查台上,双手抱头平放于脑后。

(2)一般采用右腋中线 8~9 肋或 9~10 肋间隙穿刺。有条件时,最好在 X 线监视下,直接观察肝脏的变异,调整穿刺点的高低、方向及进针深度。

(3)消毒,覆巾,穿刺点局麻。

(4)按选定的穿刺点进针,水平方向,针尖指向剑突尖。

(5)进针 8~13 cm 左右,穿及的胆管较粗,当穿刺针刺入胆管时,可有突破感。此时,拔出针芯,换上注射器,一边徐徐退针,一边抽吸,若抽得胆汁即停止外退,表明针尖已在胆管内。如未抽出胆汁,退针至 1/2 的针道时,为穿刺失败,应退针至皮下,稍改变方向再行穿刺。继续 4~5 次,仍未抽得胆汁者应停止操作,以免损伤过多肝组织。

(6)穿刺成功后,固定针头,接上带有塑料管的注射器,抽出部分胆汁,送细菌培养;再徐徐注入造影剂 20 mL。患者感觉肝区微胀时,即应停止注射,进行摄片。如胆管高度扩张,可适当增加造影剂剂量。

（7）摄片后,尽量吸出混有造影剂的胆汁,以免漏胆。如摄片满意,即可结束检查。如不满意,可再次注入造影剂进行摄片。

（三）正常表现

造影剂呈树枝状扩散（图2-1-22）,证明是胆管。如呈圆球状或片状,证明造影流入肝组织内。若造影剂呈云雾状很快消失,证明造影剂注入血管。

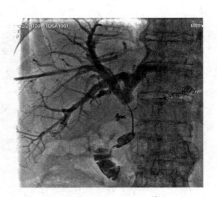

图 2-1-22　PTC 像

六、腹腔干动脉 DSA

（一）术前准备

（1）做好患者的心理护理,向患者讲明此项检查的意义和目的、注意事项,消除患者紧张恐惧感。

（2）实验室检查：HBsAg、出凝血时间。

（3）术前24小时内做静脉碘过敏试验。

（4）术前一日备皮,为避免一侧穿刺失败,备皮时需备双侧,范围要大,上至下腹部,下至大腿的上1/3。

（5）术前一日与患者家属谈话,讲明此项检查的重要性及术中、术后可能出现的问题,家属同意检查后在病程记录上签名。

（6）术前6小时禁食,术前30 min 给予50% GS 60 mL 静脉推注、鲁米那钠0.1 g 肌肉注射。

（7）携带病历及有关影像学资料,分管医师陪同。

（二）操作方法

（1）采用 seldinger 技术穿刺股动脉。

（2）常规行腹腔干、肠系膜上动脉及肠系膜下动脉造影。

（3）注射参数对比剂总量15 ~ 25 mL/次,注射流率5 ~ 7 mL/s。

（4）造影体位为正位。

（5）造影程序4帧/s,注射延迟0.5 s,屏气曝光至门静脉早期。

（6）造影完毕拔出导管,局部压迫10 ~ 15 min 后加压包扎。

（7）由摄影技师认真填写检查申请单的相关项目和技术参数,并签名。

（三）正常 X 线表现

腹腔干动脉 DSA 正常 X 线表现见图2-1-23。

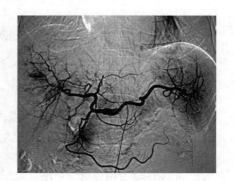

图 2-1-23　腹腔干动脉 DSA 像

任务 2　腹部 CT 检查技术

一、上腹部检查前患者准备

大部分部位或者器官的 CT 检查都是方便快捷的,不需过多准备,检查前只要嘱患者去除检查部位的金属物品、检查时对患者进行屏气训练,以取得患者的合作即可。腹部 CT 检查有别于其他部位的 CT 检查的原因之一在于检查之前的准备工作比较复杂。具体的准备工作如下:

(一)常规上腹部检查前患者准备

(1)通过询问,了解患者的病情和精神面貌,同时消除患者的思想顾虑,根据病情要求患者家属或医护人员陪同。

(2)除急诊外,检查前 4~8 小时内禁食。上午检查最好于前一天晚上起空腹,下午检查午餐禁食,禁食时间最好不少于 4 小时。

(3)一周内不服含重金属的药物。一周内行消化道钡剂检查者在 CT 检查前先腹部透视,明确腹部无钡剂影响时方可行 CT 检查,要提早检查者需行清洁灌肠或口服缓泻药处理。

(4)扫描前口服 1.5%~2.0% 泛影葡胺 500~800 mL,服后立即进行 CT 扫描。如怀疑有肝门区占位性病变的患者,必须在扫描前半小时口服 500 mL 碘水对比剂,扫描前 5 min 再服 300 mL 碘水对比剂,服后进行扫描。当临床考虑是胆囊结石、肾脏结石、急性胰腺炎、肠梗阻、肠穿孔时,通常患者不需要喝对比剂,以免对比剂掩盖病情或加重病情。

(5)检查前去除检查部位的金属物,避免扫描时产生放射状伪影。

(6)需增强扫描的患者,提前做好碘过敏试验,并请患者在《接受静脉注射碘造影剂志愿书》上签字,如患者无法签字,则需其本人授权其直系亲属履行必要的手续。

(7)预先让患者了解检查过程,耐心讲解正确屏气的重要性,取得患者合作,并训练几次,特别强调螺旋扫描时屏气应持续 15~20 s 以上。

(8)对不配合者,应在无禁忌证的情况下,适量使用止痛药或解痉药,部分儿科患者或欠合作患者,需使用镇静剂;对于危重患者,如严重外伤并内脏大破裂出血、颅脑损伤及全身多发性骨折等患者,急性坏死性胰腺炎等患者,需有人员在扫描中配合制动,机房内需配备必要的个人防护用品,有关医护人员现场做好监护。

(9)患者尽量携带有关的病史资料,如病史、超声、化验、放射性核素、MRI 和已做过的 CT 检查等,以备参考。

(二)胃肠道检查前患者准备

消化道 CT 检查前准备工作同腹部 CT 检查。其重点是要解决消化道管壁显影,故必须口服造影剂。消化道造影剂有 3 类:

（1）高密度造影剂。以 1.5%～2.0% 泛影葡胺应用最多,普通 CT 扫描多用此造影剂,这种造影剂能产生良好的对比,但消化道管壁显示不佳。

（2）等密度造影剂。实际上就是饮用水,消化道管壁的显示比高密度造影剂好,但所产生的对比差异较小,可用于胃的检查,而用于小肠检查则不满意。

（3）低密度造影剂。为脂类和气体,常用于小肠的 CT 检查。该造影剂的优点是消化道管壁显示满意,但服脂质造影剂则患者不易耐受,不良反应相对较多。气体造影剂则易产生伪影,已很少用于胃和小肠的检查,有时用于直肠、结肠的检查。消化道有蠕动,造影剂不易停留在感兴趣区域内,且蠕动会产生伪影,因此胃和小肠 CT 扫描时常需注射低张药物。一般静脉注射胰高血糖素 0.1 mg 或肌肉注射 20 mg 654-2。胰高血糖素用量少,作用强,不良反应少。654-2 效果也很好,但有心律不齐、青光眼和前列腺肥大伴尿潴留者禁用。

（三）胆道检查前准备

（1）CT 扫描前一天中午吃多油食物,以利排出胆囊内浓稠的胆汁,以利泥沙样结石的显影,而且难以和造影剂混合均匀而被误诊为阴性结石。

（2）CT 扫描前半小时口服 1.5%～2.0% 泛影葡胺 500 mL,有利于分辨十二指肠与胰头和胆总管下端的关系。怀疑胆总管结石时可饮水而不服造影剂,以免胆总管结石与十二指肠内或十二指肠憩室内造影剂相混淆。

（3）特殊扫描。为了更好地显示胆管系统病变,患者可静脉注射 50% 胆影葡胺 20 mL,注药 40～60 min 后扫描。如需了解胆囊的病变情况,患者应在 CT 检查前14～16 小时口服 1～2 片碘番酸。

二、上腹部扫描方法

（一）定位像

1. 定位像

CT 定位像是 CT 检查开始时采集的类似于 X 线平片的数字图像。是由技术员根据扫描部位或患者体位(如只能侧卧)需要,通过扫描方式选择,确定球管和探测器在扫描中所要求的角度(正位或侧位)固定不动,启动曝光键后,随着球管连续曝光,扫描床带动患者自动进入机架,探测器搜集经过人体不同部位衰减的 X 线信号后,经过计算机数据处理及图像重建,控制台视频显示器显示患者已扫描部位的数字图像,当达到所需扫描范围时,可由技术员按下曝光停止键终止扫描或由计算机程序自动终止扫描。通过定位像,技术员可方便地确定所需检查脏器的扫描范围。

2. 检查体位

患者的体位应按照 CT 扫描申请单的要求,以及技术员所采取的扫描方法而定。通常患者取仰卧位双手上举进行横断面扫描,在不影响扫描要求的前提下,尽可能使患者的体位感到舒适。技术员通过机架控制键并借助定位灯,移动检查床高度及进床深度达到预定的扫描位置,一般要求高度达到腋中线水平,进床深度视患者体型而定,一般平双侧乳头稍下方即可。

3. 选定扫描范围(FOV)

定位像扫描结束后,控制台视频显示器显示上腹部类似于 X 线平片的数字图像,并出现扫描范围选择框,技术人员根据检查要求,通过鼠标拖动该框,在定位片上确定扫描范围和部位。扫描范围应包括检查脏器的上缘和下缘,需要对肿瘤分期或要了解病因、并发症者应扩大扫描范围。

(1)肝脏,通常从膈顶扫描至肝右叶下缘。

(2)胰腺,通常自肝门扫描至肾门平面,但胰腺癌的扫描上缘应至膈顶,下缘应视淋巴结转移范围而定,一般应扫描至肾下极平面。急性胰腺炎上缘包括下胸部,有助于观察有无胸腔积液。

(3)肾上腺,一般自第 11 胸椎椎体扫描至左肾门平面,但临床高度怀疑嗜铬细胞瘤而肾上腺未发现病变时,应扫描全腹部,甚至还需行纵膈扫描。

4. 扫描注意事项

(1)注重患者屏气训练,要求其在定位像扫描及断面扫描时,屏气幅度尽量一致,以免在断面扫描时脏器并不完全停留在扫描范围而漏扫。

(2)除做好患者必要部位的防护外,注意定位像不宜过长,以减少患者辐射剂量。

(二)胃部饮水扫描

1. 检查方法

(1)空腹,检查前 5 ~ 10 min 常规肌肉注射 654-2 20 mg,口服产气剂 3 ~ 6 g,如采用阳性造影剂或水,液体量为 500 ~ 600 mL,并尽量避免咽下空气。

(2)常规取仰卧位扫描,扫描范围由左膈顶至胃下极。对于以气体作为胃腔内对比剂者,很容易判定胃的范围,对于口服液性对比剂者,胃的范围有时不易确定,可根据被检者的体型来估计。在制订扫描计划时,范围可适当加大。贲门部的病灶扫描范围还应包括食管下段。

(3)非螺旋扫描,单层扫描时间应控制在 4 s 以下,以尽量避免运动伪影。层厚 8 ~ 10 mm,逐层扫描,病灶部位加扫 4 ~ 5 mm 薄层。

(4)螺旋扫描,层厚 5 mm,pitch = 1∶1 ~ 1∶2,扫描速度至最快挡(1 s 或亚秒)。重建间隔 2 ~ 3 mm。

(5)由于胃内常存留一定量的胃液,可在检查前让被检者取右侧卧位 10 min,以利于胃内残留胃液引入肠道,如已明确胃内病灶部位,可在前述常规扫描的基础上,根据被检者和口服造影剂的情况适当补充倾斜体位扫描。如病灶位于胃窦部,采用气体对比剂时,可采取将右侧垫高(右前斜位)的办法,将气体引入胃窦;采用液体对比剂时,可将左侧垫高(左前斜位)。当病灶位于贲门部时,则与上述体位相反。当病灶位于前壁时,口服液性造影剂时,可采取俯卧位扫描。

2. 正常表现

(1)与传统 X 线立位充盈像不同的是,CT 采用卧位扫描,此时胃的形态和位置都与立位有明显的不同。仰卧位由于没有立位钡剂充盈时向足侧的重力作用,胃壁向足侧方向的牵拉明显减弱,胃的位置相对上移;卧位时脊柱对胃的托垫作用也较立位时明显。由于上述因素的影响,卧位时的胃型发生以下变化:胃角切迹开大或不明显;胃腔的左右径和前后径增加;胃体上部大弯轻度向后偏转,而胃窦部及胃角部大弯轻度向前偏转;胃窦部在前后方向重力的作用下被向后拉长;X 线上看起来呈线状的小弯、大弯,在 CT 上如同前后壁一样,也是具有一定宽度的胃壁断面。

(2)正常胃壁厚度在 5 mm 以下,胃窦部较胃体部稍厚。应注意扫描层面与胃壁的相互关系,当胃壁与扫描面呈斜面或平行时,胃壁可出现增厚的假象,在贲门胃底区和胃窦部经常会出现增厚的假象,当有怀疑时变换体位扫描即可排除。正常情况下处于收缩状态的胃窦,多为对称性表现,浆膜面光滑无外突,如腔内有液体或气体衬托,可见增厚的胃壁为均匀的对称性改变,与胃癌有所不同。

(3)增强后,胃壁常表现为 3 层结构,内层与外层表现为明显的高密度,中间为低密度带。内层大致相当于黏膜层,中间层相当于黏膜下层,外层为肌层和浆膜。

(4)当横断面图像较难判定胃的解剖结构时,可利用工作站进行多平面重建和三维重建,三维重建图像能较好地显示胃角、大弯、小弯和前后壁的情况(图 2-2-1 ~图 2-2-12)。

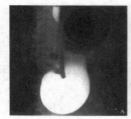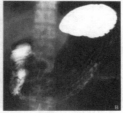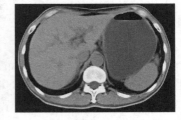

图 2-2-1　胃双对比造影立、卧位比较　　　　图 2-2-2　胃仰卧位 CT 平扫

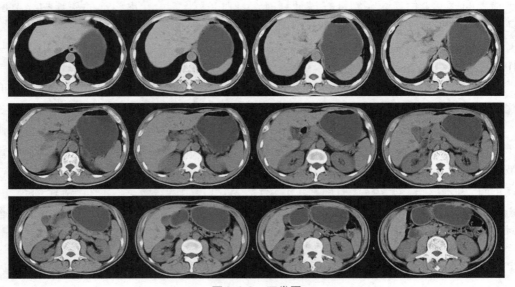

图 2-2-3　正常胃

① 胃底部呈一类圆形的囊腔,位于腹腔的左后侧,胃壁为膈肌包绕,由于胃壁与膈肌相贴,有时在 CT 图像中较难区分。膈肌周围为肺组织,于胃底右前方可见心影,胃底的右侧几乎全部为肝脏所占据,左侧为脾脏。胃底右侧,腹主动脉前方可以观察到食道腹段的水平断面,管腔多处于收缩状态(图 2-2-4)。

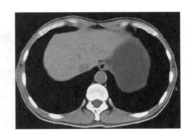

图 2-2-4 胃底部

② 贲门区的胃腔进一步扩大,并向左后方移行,贲门形成一鸟嘴样外凸,在脊柱左前方与腹段食管相连。当管腔内有造影剂充盈时,可以显示管壁的厚度及贲门的形态。贲门口部突向胃内的部分,在横断层图像上,可见局部胃壁轻度增厚并向腔内隆起,特点是增厚,以贲门口为中心且两侧对称。胃腔的左后方可见新月形的脾脏影像。此层面胃底常向后折曲,特别在瀑布型胃时,胃底可在胰尾区形成假性肿块;未充分扩张的胃底或未被造影剂充盈的胃憩室,可形成类似肾上腺区肿块的影像(图 2-2-5)。

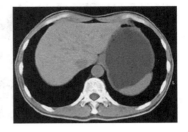

图 2-2-5 贲门区

③ 胃腔呈圆形或类圆形,左后侧为胃体大弯,右侧为胃体小弯,大、小弯与前、后壁大致为 4 等份。胃腔位于腹腔的左侧,其右侧为肝胃韧带,增强扫描时可见到由左右向前后方沿胃小弯呈弧形走行于肝胃韧带内的胃左动脉。胃腔后方为左肾上腺和胰腺。在胰腺体、尾后上方可见发至腹腔干的脾动脉向左走行。脾脏位于胃腔的左后外侧(图 2-2-6)。胃体中、下部的胃腔向右前方移行,左侧为胃体大弯,右侧为胃体小弯,胃壁前方与左侧常紧贴于腹壁。在靠近胃体下方的层面有时可见其右侧出现另一较小的胃腔,为胃窦远侧部,其内侧(左侧)缘为胃小弯,前外侧缘为胃窦大弯。后方为胰腺,可见走行于胰体、尾后方的脾静脉。胃窦断面向下逐渐扩大,并与胃体部靠近(图 2-2-7)。

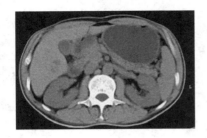

图 2-2-6 胃体中、上部

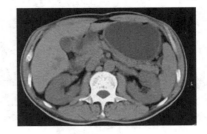

图 2-2-7 胃体中、下部

④ 胃角切迹在横断面图像上,表现为近似前后方向走行的与胃壁厚度相近的细线状软组织密度影,胃腔被胃角分割为两个空腔,中间的胃壁构成胃角,两侧靠外的为大弯胃壁(图 2-2-8)。

⑤ 角切迹下方胃腔呈葫芦形或椭圆形,胃角及小弯胃壁消失,左、右两侧为胃大弯。胃窦左后方紧挨着胰头或胰颈部(图 2-2-9)。

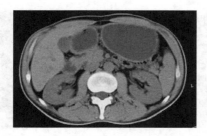

图 2-2-8　胃角部

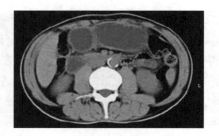

图 2-2-9　角切迹下方

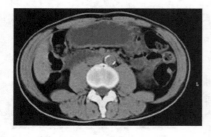

图 2-2-10　胃下极

⑥ 靠近胃下极的胃腔多靠近前腹壁,呈小椭圆形,其下方层面为胃结肠韧带(图 2-2-10)。

⑦ 冠状面显示胃的整体形态,以及胃窦、幽门、十二指肠球部的正常结构因胃型的不同,胃的走行及毗邻关系略有不同。在观察 CT 图像时,注意寻找贲门、胃角、胃窦等解剖标志,有助于理解胃的整体形态及其与周围器官的关系。牛角型胃,胃接近水平走行,胃窦向后方折曲更为明显,胃基本在胰腺前方走行。胃角常不能完整显示,胃体与胃窦分界不明显。因胃腔接近水平走行,常在贲门层面即可看到胃体相当多的部分。由于胃轴的旋转,此型胃的小弯偏向后壁侧,而大弯则偏向前壁侧,幽门向后内方向开口。无力型胃,胃在纵轴方向拉长,胃体中下部与胃窦呈平行的纵向走行,胃窦小弯与胃体小弯的胃壁紧邻,胃角明显。幽门开口向上。瀑布型胃,胃底向后折曲明显,胃底与胃体交界处,后壁可见一内凹切迹,下方的层面,胃腔被分割为两部分,胃体部由于向后上方反折,在贲门上方的层面即可获得显示。胃底可在胰尾区形成假性肿块影,充分扩张的胃底或未被造影剂充盈的胃憩室,可形成类似肾上腺区的肿块影像(图 2-2-11)。

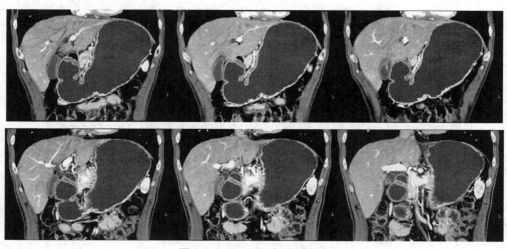

图 2-2-11　A~F 多平面重建

（三）口服高密度造影剂后扫描及正常表现

腹部脏器中胃肠道为软组织密度,有时难以与腹部软组织肿块鉴别,检查前应常规口服低浓度碘水溶液充盈胃肠道,目的是让对比剂充盈整个肠腔,区分正常胃肠道与腹部软组织密度病变(图2-2-12),还可以减少肠腔积气在 X 线作用下所产生的伪影以提高诊断的正确率。口服碘水溶液的浓度不宜过高,否则亦产生伪影。使用1.5%泛影葡胺对比剂水溶液,对比剂的服用时间及用量因扫描部位的不同而稍有不同。

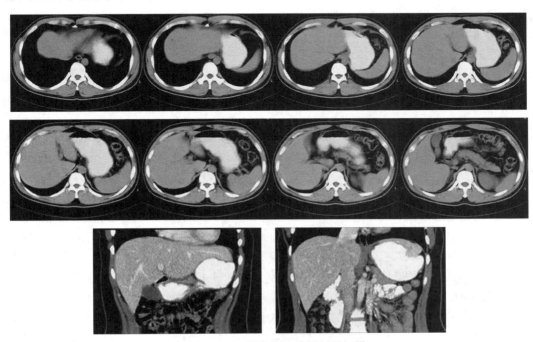

图 2-2-12　口服高密度造影剂后扫描

（四）肝区增强扫描及正常表现

1. 适应证

（1）恶性肿瘤(原发、继发)；

（2）血管瘤及其他良性占位性病变；

（3）脓肿、寄生虫病；

（4）肝、脾弥漫性病变；

（5）血管病变；

（6）外伤；

（7）先天畸形与变异。

2. 禁忌证

一般无禁忌证,增强扫描禁忌证与静脉注射碘造影剂的禁忌证相同。

3. 检查技术

（1）一般准备同前。检查前 30 min 口服 2% 复方泛影葡胺 500～800 mL,浓度不宜

过高,否则将产生伪影;

（2）平扫：即增强前扫描或普通扫描。

① 常规取仰卧位,双手上举抱头。如有特殊需要可辅以左、右侧卧位或俯卧位,如采用右侧卧位可较好地显示左肝外叶。

② 扫描腹部正位定位像。

③ 扫描范围包括全肝,脾脏检查应包括全脾,从肝脏膈顶部至肝下缘为止,甚至包括整个上腹部或全腹部,视病情而定。

④ 常规层厚 10 mm,间隔 10 mm,小病灶宜改用薄层(2 ~ 5 mm)。

（3）增强扫描：即注射造影剂后扫描。

① 增强扫描的目的和优点：显示平扫不能显示的病灶;根据病灶的增强特征鉴别病灶性质;显示肝内血管解剖;显示轻度扩张的肝内胆管更为清晰;肝门结构显示更清楚。

② 增强扫描方法较多,大致分为以下几种,可根据设备情况和病情灵活选用：

快速滴注增强扫描：通常以 1 mL/s 的速度快速滴注 60% 复方泛影葡胺或或 300 mg/mL 优维显(或碘海醇、碘帕醇)的造影剂 160 ~ 180 mL,注入造影剂 50 mL 后开始扫描。此法增强效果一般,现已较少使用,但如 CT 机扫描速度慢,仍较合适。

团注非动态增强：注药速度 2 ~ 3 mL/s,国人以 80 ~ 100 mL 总量为宜,即在 40 ~ 50 s内将所有造影剂注射完毕。此法宜于扫描范围小或扫描层面不多的病例;如扫描范围大、层面多可采用改进的方法,即团注与滴注相结合效果较好。此法需采用 CT 增强注射器。方法是采用 2 ~ 3 mL/s 的注射速度,将前 50 mL 注射完毕即开始扫描,以后改用 1 mL/s 的速度将剩余的 30 ~ 50 mL 造影剂注射完毕。

团注动态扫描：团注解决了造影剂进入血液和脏器过快的问题,动态扫描同时解决了短时间完成扫描的要求,增强效果较理想。此法又分两种：进床式动态扫描和同层动态扫描。进床式动态扫描以发现病灶为主要目的,扫描范围包括整个肝脏;同层动态扫描主要研究病灶的增强特性,即病灶在动脉期、门脉期和平衡期的增强表现特性,此法最好使用螺旋 CT。此外尚有改良式同层动态扫描,适用于 1 ~ 2 cm 直径的小病灶。

CT 血管造影：是将 CT 与血管造影技术相结合的一种检查方法,病灶检出率高,定性较准确,又分 CT 动脉造影(CTA)和经动脉门脉 CT 血管造影(CTAP)。此法对设备和技术要求均较高。

延迟扫描：目的是为了提高肝内小病灶的检出率。方法：在常规增强或动态增强扫描 4 ~ 6 min 后重复做全肝扫描,但一次注射造影剂量必须足够大,用 60% (或 300 mg/mL)的造影剂,150 ~ 180 mL 造影剂碘含量 50 ~ 60 g。

经肝动脉碘化油和乳化碘油注射扫描(碘油 CT)：有机碘具有趋肿瘤性,将碘油经血管注入病灶可显示病灶,并兼有治疗作用。

4. 注意事项

（1）除有禁忌证者外,肝脏 CT 检查应常规做平扫加增强扫描。

（2）要求患者屏气深度一致,一定要在扫描前反复训练至患者熟练掌握为止。这对于小病灶作动态增强扫描尤为重要。

（3）增强扫描注意事项同前。

5. 肝脏断层的分叶、分段在 CT 图像上的应用

（1）第一 CT 图像简图（图2-2-13）：断层通过第二肝门稍下方。下腔静脉左缘,沿肝中静脉,向右前延伸引虚线代表肝中裂,将肝脏分为左、右两半。以下腔静脉右缘向右稍偏后引虚线,经右前、后叶上段静脉之间代表右叶间裂,分右半肝为右前叶上段和右后叶的后上段。右前叶位于右后叶的前方。左外叶后方有右后上缘门静脉位于外上段中,不能作为分段标志。

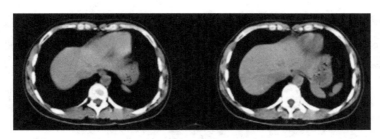

图 2-2-13　第一 CT 图像

（2）第二 CT 图像简图（图2-2-14）：该断层中仍以下腔静脉左前缘和肝中静脉长轴的连线,向右前延伸为肝中裂,将肝分为左、右两半。以静脉韧带裂和肝前缘的切迹连线作为左叶间裂将左外叶和左内叶分开。在左外叶内,肝左静脉长轴作为左段间裂以分外上段和外下段。外上段门静脉位于外上段内。于肝右静脉小支的前方,从下腔静脉右缘引虚线,经前、后叶上段静脉之间,向右后延伸交于肝右缘,作为右叶间裂以分右前叶上段和右后叶的后上段。在静脉韧带裂、肝中静脉和下腔静脉之间为尾状叶。

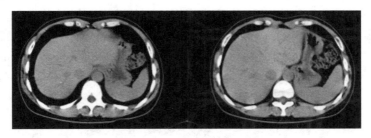

图 2-2-14　第二 CT 图像

（3）第三 CT 图像简图（图2-2-15）：断层通过肝门平面稍上方,可见到门静脉左支横段和矢状段的囊部发出的外下段门静脉和左内叶门静脉。肝中静脉呈粗大的两支型,以其前支与下腔静脉的后支位于右前叶内。以静脉韧带裂、矢状段囊部和肝前缘切迹的连线为左叶间裂,以分左外叶和左内叶。相当于矢状段中部的左缘向左引虚线作为左段间裂以分外上段和外下段。外下段门静脉位于外下段内。从下腔静脉右缘向右引虚线,经前、后叶上段静脉支之间作为右叶间裂以分右前叶上段和右后叶上段。在静脉裂,门静脉左支横段和下腔静脉之间仍为尾状叶。

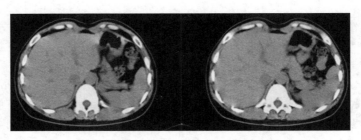

图 2-2-15　第三 CT 图像

（4）第四 CT 图像简图（图 2-2-16）：断层通过肝门横沟。在横沟内，门静脉分右支和左支横段。在此层面内，肝中静脉变细，以其与下腔静脉左前缘的连线，且向右前延伸作为肝中裂以分左半肝和右半肝，亦将尾状叶分为左、右两半。肝圆韧带裂和肝门左切迹处有脂肪组织将左内叶与左外叶及尾状叶分开。门静脉右支以水平方向伸至肝门右切迹处，分为右前叶门静脉和右后叶门静脉，前者伸向右前，后者伸向后下。从门静脉右支分前、后叶门静脉的分叉点，向右后引虚线作为右叶间裂以分右前叶和右后叶。

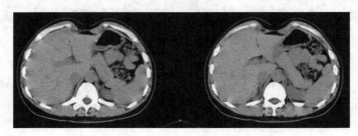

图 2-2-16　第四 CT 图像

（5）第五 CT 图像简图（图 2-2-17）：该断层通过肝门稍下方。门静脉位于下腔静脉的前方，其间有尾状突将尾状叶连于右半肝。左外叶已与肝的其他部分分离。从肝门右切迹引虚线通过肝中静脉的左侧支和右侧支之间代表肝中裂以分左内叶和右半肝。再从肝门切迹经前、后叶下段静脉之间引虚线代表右叶间裂以分右前叶下段和右后叶后下段。右前、后叶静脉约相当于肝门横平面水平各分上、下段静脉，故肝门平面以上称为其上段，肝门平面以下称为其下段。

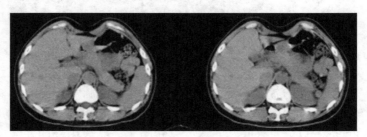

图 2-2-17　第五 CT 图像

（6）第六 CT 图像简图（图 2-2-18）：在此断层中，左外叶已消失，门静脉和脾静脉位于下腔静脉的前方。门静脉和下腔静脉之间为尾状突。从胆囊颈向右前引虚线代表肝中裂以分左内叶和右半肝。在胆囊颈的后方,从门静脉右侧引虚线,经前、后叶下段静脉支之间代表右叶间裂以分右前叶下段和右后叶下段。在下腔静脉的右后缘有粗大的属支,即为右后肝静脉,它引流后下段静脉血,但不位于肝脏的叶或段裂中,故不能作为分段标志。

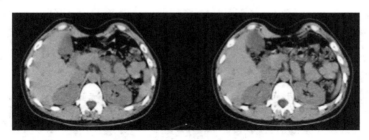

图 2-2-18　第六 CT 图像

(7) 第七 CT 图像简图(图 2-2-19):此断层中,下腔静脉已与肝脏分离。腹主动脉向前发出腹腔动脉,故断层平第 12 胸椎和第 1 腰椎间水平。肝脏以胆囊为标志分左内叶和右半肝。从胆囊后方的肝切迹处引虚线,经右前、后叶下段静脉支之间代表右叶间裂分隔右前叶下段和右后叶的后下段。右叶间裂平面近乎冠状位。

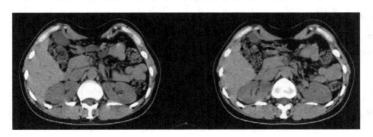

图 2-2-19　第七 CT 图像

(五) 胆系 CT 检查技术

1. 检查前准备

CT 检查前为避免胆囊收缩应常规禁食 6~8 小时。扫描前半小时口服 1% 泛影葡胺溶液 500 mL,以利于显示十二指肠与胰腺及胆总管下端的关系。若怀疑胆道结石,于初次检查时,以口服水等对比剂为宜,以避免阳性对比剂与结石混淆。

2. 扫描方法

(1) 平扫:扫描范围可从肝脏上缘至胰头钩突部,患者仰卧位或仰卧位,层厚 10 mm,层距 10 mm,病变区 2~5 mm 薄层扫描。增强扫描:采用静脉团注法增强扫描,造影剂总量为 80~100 mL,2~3 mL/s。对胆道富血性病变及胆囊壁有较好的增强效果。

(2) 口服胆囊造影 CT 扫描:于口服碘番酸 0.5 g 后 15 小时行 CT 扫描。胆囊收缩功能正常者,可见胆囊内充满造影剂。对显示阴性结石及胆囊息肉等有很好的效果。

3. 胆系 CT 的正常表现（图 2-2-20）

胆囊的位置、大小和外形变异很大。正常时，位于肝脏左内侧段（方形）的下外侧胆囊窝内。CT 可以准确定位。胆囊内胆汁密度近似于水。胆囊边界清晰，壁薄，厚度约 1～2 mm，光滑锐利。左、右肝管汇合而成的肝总管在肝门部横断面呈一圆形低密度阴影，直径 3～5 mm，位于门静脉主干的前外侧。往下的各层面里肝总管逐渐向内，并与胆囊管汇合成胆总管。胆总管下段位于胰头内及十二指肠降部内侧。它在横断面上呈水样低密度的小圆形影，正常直径为 3～6 mm。注射对比剂后，胰头部实质和血管增强，胆总管可以显示得更为清晰。

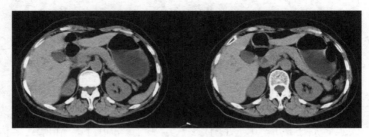

图 2-2-20　正常胆囊

（六）胰腺 CT 检查技术

胰腺是腹膜后脏器，位于后腹膜腔中的前肾旁间隙内，周围存在脂肪层，所以其轮廓能在 CT 图像上显示出来。

1. 检查前准备

同上腹部常规准备。扫描前 30 min 口服 1.5%～2.0% 泛影葡胺 500～800 mL，上床后再口服 300 mL。胃和小肠充盈，扫描前 5 min 再服 300 mL 碘水对比剂。

2. 扫描方法

患者取仰卧位，预先要告诉患者检查过程中对呼吸运动的要求。对于常规 CT 扫描患者，应让患者平静呼吸时按指令短时间内屏住呼吸，保持身体不动，尽量保持每次呼吸幅度的一致性，以避免呼吸运动伪影和因呼吸幅度不一致而造成的"漏层"现象。

常规 CT 扫描先从膈顶开始按上腹部常规层厚和间隔做连续平扫，直至胰腺各部均显示为止，然后再做造影剂增强后扫描。造影剂一般采用 60% 的含碘离子型造影剂或非离子型造影剂，经手臂静脉内快速团注给药，注药速度为 2～4 mL/s，造影剂总量按 1.5～2 mL/kg 计算，一般需用薄层，层厚及间隔取 3～5 mm，如 3 mm×3 mm 或 5 mm×5 mm。对于上腹部其他部位，则可改用常规层厚和间隔。

3. 胰腺 CT 的正常表现（图 2-2-21）

（1）胰腺形态：正常胰腺在 CT 图像上呈带状形态；或呈自胰头至胰尾逐渐变细、变薄的蝌蚪状；也有的胰体部在腹主动脉前方变得较细，显示为哑铃状，胰腺外形厚薄的改变是逐渐、光滑、连续的。胰腺实质密度均匀，CT 值低于肝脏，与血液、脾脏的 CT 值相近；增强检查，呈均一强化，且强化时间早于肝实质。肥胖者，由于脂肪浸润，胰腺可显示为羽毛状结构。

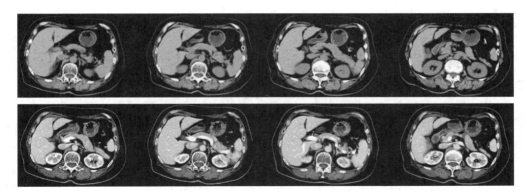

图 2-2-21　正常胰腺

（2）胰腺大小：由于胰腺肿瘤的密度可与正常胰腺相似。因此,胰腺大小对于判断胰腺有无病变有重要意义。其判断方法如下：① 对胰腺各部位的长轴左垂直线,测量前后径。正常最大径,头部为 3.0 cm,体部为 2.5 cm,尾部为 2.0 cm。超过正常值则考虑为异常。② 以同层椎体(多为第 2 腰椎)横径为标准来衡量胰腺的正常大小。胰头部厚度(横径)与相邻层面椎体横径的比为 2∶3 ~1∶3。③ 正常胰管在一般 CT 图像上基本是不能显示的。只有在薄层、高分辨率 CT 扫描图像上,部分人可见纤细的低密度胰管影。④ 边缘：胰腺周围有一层脂肪包绕,胰腺边缘一般都清楚可见,脂肪丰富的人尤为清晰,边缘光滑,有时可呈轻度分叶状。消瘦者、儿童及恶病质者因腹膜后脂肪少,边缘可能不甚清楚,术后患者胰腺边缘也往往欠清晰。

（七）脾脏 CT 检查技术

1. 检查技术

脾脏 CT 检查方法与腹部其他脏器相似。自膈顶平面开始,层厚与层距可为 0.5 ~1.0 cm,先做平扫,然后做增强,以包括全部脾脏为准。在做 CT 扫描前先应口服 2% 泛影葡胺溶液 500 ~800 mL,使胃、小肠及结肠脾曲充盈,对观察脾脏病变更为有利。在平扫后可再做增强扫描,通过静脉快速注射 60% 泛影葡胺或非离子型造影剂 100 mL 进入体内,以便观察,平扫时表现为等密度的病变,静脉增强后形成不同密度病变。

2. 脾脏 CT 的正常表现(图 2-2-22)

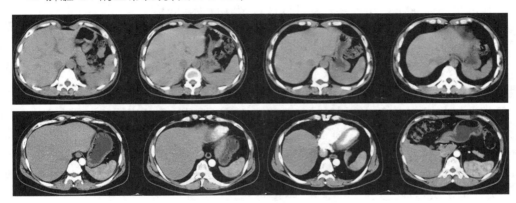

图 2-2-22　正常脾脏

（1）位置与毗邻关系：脾脏位于左上腹的后方，上方为横膈，内侧为胃底，外接胸壁。脾的膈面及胸壁侧光滑、圆隆，而其脏侧面则为凹凸不平。所以在 CT 横断面上表现为脾脏外侧缘光滑，但内侧面形态不规则，可呈波浪状或分叶状。

（2）大小：在 CT 图像上可根据每一层面面积，比较准确地测量脾脏体积的大小。脾脏大小个体差异较大，判断脾肿大时应特别慎重。解剖学测量脾脏平均长 10.5 cm，宽 6.5 cm，厚 2.5 cm。在 CT 横断面图像上比较简便的观察方法有"肋单位"法：即以每一个与脾相邻的肋骨或肋间隙为 1 个单位，正常脾脏外侧缘累计肋单位不超过 5 个。这个指数反映的是脾脏前后径的情况。CT 横断面扫描从上往下，脾的下缘的消失应该早于肝下缘。如果肝下缘已消失，而脾下缘仍然存在，则为脾脏向下增大。观察脾脏既要注意其前后径，也要注意其向下增大的情况。

（3）正常 CT 值：平扫约为 50 HU 左右。静脉快速注入对比剂后，脾密度升高，在动脉期，可见脾脏对比剂浓淡不均，40 s 时 CT 值升到最高，之后缓慢下降，到静脉期脾脏的密度变均匀。脾脏 CT 值的正常范围变化很大，但肝、脾密度的差别是恒定的关系。正常人同一 CT 横断面肝脏的 CT 值应稍高于脾脏，反之则为异常。脾脏的血管在增强 CT 扫描时显示得非常清楚。脾动脉走行于胰腺上方，稍迁曲。脾静脉在稍下方走行于胰体、尾部后方。

（八）腹部 CTA 检查技术

1. 腹部 CTA 扫描技术

（1）CTA 概念

CT 血管成像（CTA）指通过螺旋 CT（SCT、MSCT）薄层扫描及多种三维重建技术获取的血管图像。它是一种简便、实用、微创的检查方法，已经成为评价血管疾病方面的一种重要的诊断工具。

（2）CTA 在腹部的应用

CTA 对大脏器的血管可以显示达 3～4 级分支水平，对肾动脉病变的诊断已经超越了 DSA 的价值，并开始逐渐扩展到中小血管，特别是多层螺旋 CT 血管造影（MSCTA），能清晰地显示胰周血管、门静脉、肠系膜血管的分支等细管径血管，对胰腺癌术前评价、肠缺血的早期诊断、肠 Crohn 病活动性的评价、肝切除术、肝移植术、肝灌注化疗前计划、各种原因所致门静脉扩张的治疗前评价等方面显示出其独特的价值。

（3）获取高质量 CTA 图像所涉及因素

1）主要包括两方面：扫描技术和后处理技术，具体涉及 CT 扫描仪的技术水平、准直器宽度、螺距、曝光参数、扫描野、重建间隔、内插运算方法、后处理技术、背景密度与血管密度的差值、小血管走行方向与扫描层面的关系、对比剂的应用和生理病理因素的影响等。上述各种因素对 CT 血管造影图像质量的影响程度和方式不同，且各因素之间相互影响。

2）螺旋 CT 及多层 CT 进行 CTA 检查的优势。SCT 和 MSCT 能快速获得薄层图像，实现了从层扫描模式向容积扫描模式的飞跃，其三维图像不是单层图像的叠加而是真正的容积图像，在此基础上的三维重建技术能清晰地显示细小血管的形态及管腔有无狭窄、异常血管存在与否及其位置,还能改变后处理参数以同时显示多种组织。

与单层螺旋相比,MSCT 由于 Z 轴方向的探测器由单排变为多排和采用了新的图像重建技术,使扫描速度明显提高,在应用于腹部时,能避免呼吸运动造成的病灶遗漏并保持扫描层面的连续性,有利于显示血管及其与周围脏器的关系,同时空间分辨率特别是 Z 轴上的空间分辨率明显提高,相应图像质量也得到明显改善,有利于进行 CTA 检查。其优势主要表现在以下 4 点:短时间内大范围扫描适应了腹部血管检查的需要;扫描速度的提高可减少对比剂的用量,相应不良反应减少;能多期相分别获取动脉和静脉的成像数据;允许对图像进行薄间距再重建,从而能在无须延长扫描时间和增加对比剂的情况下,获得更高质量的重建图像。

3) CTA 扫描参数的选择。CTA 扫描参数的选择应兼顾扫描区域的长度(或体积)、兴趣血管的直径及其走行方向、个体差异、受检者所能屏气的时间等因素。SCT 扫描长度 = 准直宽度 × 螺距 × 连续扫描时间,因此准直宽度和螺距是两个重要的选择因素,它们通过层敏感曲线(section sensitivity profile,SSP)影响空间分辨率。SSP 决定 Z 轴方向像素的大小及特征,准直宽度增加,SSP 宽度增加,有效层厚加大,部分容积效应增加,空间分辨率下降。扫描参数的选择对后期的三维重建等图像后处理也有重要影响。

① 准直宽度(层厚)的选择:准直宽度是影响 CTA 空间分辨率的最重要因素。腹部血管的走行很多都与身体长轴平行(与扫描面垂直、与 Z 轴平行)或斜行,因此 Z 轴的空间分辨率对血管成像质量的影响非常大,合适的准直宽度是获得良好重建图像质量的关键。准直宽度越小,SSP 宽度越小,有效层厚越薄,空间分辨率越高。同时减小准直宽度还可降低部分容积效应。若兴趣血管与扫描层面平行,理论上准直宽度应小于兴趣血管直径的一半,则部分容积效应对重建图像质量影响较小,所得重建血管清晰。国外文献报道,腹部 CTA 宜采用 3 mm 准直宽度(单螺旋 CT)、1 ~ 2.5 mm 准直宽度(MSCT);国内文献报道,一般采用 5 mm 准直宽度(单螺旋 CT)、3 mm 准直宽度(MSCT)。多层螺旋 CT 在这方面有着不可替代的优势,既能采取较薄的层厚以保证血管成像的高质量,又不会延长扫描时间,同时节约了对比剂。

② 螺距的选择:螺距是影响密度分辨率的重要因素。准直宽度不变时,减小螺距,密度分辨率增加,Z 轴分辨率提高;增大螺距,单位时间内进床距离增大,可缩短给定扫描长度的总扫描时间或延长 Z 轴扫描范围(长度),但同时图像分辨率(主要是密度分辨率)下降,部分容积效应明显,重建图像梯形伪影发生率增加。但当准直宽度小到一定程度(≤3 mm)时,螺距从 1.0 增加到 2.0,扫描速度提高 1 倍,而重建图像的密度分辨率下降不明显。

③ 准直宽度与螺距的匹配:准直宽度对 SCTA 图像质量(主要是空间分辨率)的影响大于螺距对其(主要是密度分辨率)的影响。血管成像主要要求较高的空间分辨率,减小准直宽度可使空间分辨率增大,以提高细小血管的显示能力;螺旋 CT 血管造影时,血管强化显著,血管与周围组织密度差别大,可忍受较大噪声;加大螺距导致密度分辨

率的下降对图像质量影响不大。因此对给定长范围的扫描,可尽量选用小准直宽度、大螺距,以获取最大的 Z 轴分辨率(主要是空间分辨率),从而提高 SCTA 的图像质量。但是,门静脉成像与其他血管成像不同,门脉期扫描时肝脏强化程度正是高峰,与门静脉本身的 CT 差值较小,因此采用过薄的准直宽度会因密度分辨率的下降而实际影响门静脉边缘的清晰度、降低血管成像的质量。

④ 曝光参数的选择:增加管电流和(或)管电压可提高密度分辨率和信噪比。由于 CTA 采用薄层扫描,要求较高的曝光量才能得到较大的信噪比,CT 扫描预设扫描参数用于国人已较高,可不必调整或稍做调整。一般采用管电流 $160 \sim 220$ mAs,管电压 120 kV。

⑤ 扫描野的选择:较小的扫描野可获得较高的空间分辨率。因此在实际扫描中要尽量缩小扫描野,以提高血管成像质量。

4)对比剂对 CTA 的影响:对比剂的合理应用是决定 CTA 优劣成败的关键。对比剂合理应用的影响因素主要是对比剂的注射流率、总剂量、延迟扫描时间及对比剂种类的选择。这些因素决定了对比剂在靶血管中的最佳强化状态。

① 对比剂的注射流率和剂量的选择。对比剂在血管内保持较高浓度可增大血管与周围组织的密度差,使二者对比明显,靶血管容易获得显影,重建图像质量高。对比剂注射流率和总剂量通过影响靶血管强化峰值(maximum contrast enhancement,I_{max})、到达时间(time to maximum enhancement,T_{max})和持续时间(time to equilibrium phase,T_{eq})影响血管成像质量。提高注射流率,I_{max} 相应增加,所得三维重建图像优于慢速率者,但注射流率过快易导致对比剂外渗等不良反应。增大对比剂总量,I_{max}、T_{max}、T_{eq} 相应增大,即较大的剂量可在较长时间内维持较高的血药浓度。CTA 的对比剂用量大于一般增强所用剂量,单螺旋 CT 的对比剂用量大于 MSCT。

使用相同的对比剂总量和注射流率时,由于生理、病理因素的影响,图像质量水平仍存在个体差异。有学者研究发现正常组和肝硬化组门静脉与肝脏密度差之间存在差异,可能会影响后者的门静脉血管造影图像质量。肝脏疾患(如肝硬化、门脉高压、巨块型肝癌或弥漫性肝癌、门脉栓塞等)可影响门脉强化或使门脉管腔变细,使血管成像质量下降。

② 对比剂种类的选择。由于不同对比剂的碘浓度和渗透压不同,使用相同注射流率所得血管强化程度和持续时间相应不同。碘浓度高者的平均峰值强化比碘浓度低者高,碘浓度相同者平均峰值强化无显著性差异;碘浓度相同时,低渗者的峰值后血药浓度衰减比高渗者慢,低渗低碘浓度者与高渗高碘浓度者无显著性差异。对于 CT 血管成像,扫描范围长,使用相同碘浓度对比剂时,选用低渗者所得血管图像质量高。

③ 延迟扫描时间的选择。选用合理的延迟扫描时间是保证 CTA 图像质量的关键因素之一。过早扫描,靶血管内血药浓度不够,过晚扫描,则扫描后期血药峰值已过,二者均导致全部或部分血管显影不良。延迟时间主要与受检者循环时间有关,受生理、病理影响而存在个体差异。

较准确的延迟时间可通过小剂量预实验技术估算,亦可采用对比剂追踪触发软件智能扫描,后者是注入对比剂后,在同一层面用 CT 透视方式监测感兴趣区 CT 值的变化,当达到预设的阈值时,自动启动扫描程序,更好地显示靶血管的同时,省去了小剂量实验,减少了对比剂用量。设置恰当的阈值是触发智能扫描成功的关键。

④ 服对比剂对 CTA 的影响。阳性胃肠对比剂可干扰强化血管的显示,尤其是干扰三维后处理图像质量。因此腹部 CTA 常规用水作为胃肠标记物。

(4)CTA 的后处理技术。CTA 影像数据采集、传输结束,可在工作站上进行多种图像软件后处理,以得到最优化显示的血管图像。

1)重建条件

① 建算法(reconstruction algorithm)。腹部 CTA 多采用标准函数(standard)算法,既可避免采用锐利函数所造成的密度分辨率下降,又可避免采用平滑函数所造成的空间分辨率下降。

② 重建间隔(reconstruction increment)。SCT 容积数据采样结束后,可以从 Z 轴上任意一点开始重建二维图像,重建间隔可以任意设定。缩小重建间隔,部分容积效应降低,MPR 和三维重建图像质量提高,但重建图像数量增加,重建时间延长。在腹部重建间隔≥层厚的 1/2 即可。

③ 重建视野。减小重建视野或使用靶重建,可使单位面积内像素增多,从而获得较高的空间分辨率。

2)重建方法

二维重组显示方法包括多平面重组技术(multi planar reformation,MPR)及曲面重组(curved planar reformation,CPR);三维重组显示方法包括最大密度投影(maximum intensity projection,MIP)、表面遮盖显示(shaded surface display,SSD)、容积再现(volume rendering,VR)、CT 仿真内镜(CT virtual endoscopy,CTVE)。

① 多平面重组技术将直接扫描图像叠加,沿一定方向重新组合得到任意方向的二维断层图像,能反映相应原始像素的 X 线衰减值。在工作站放电影式连续观察,可获得三维影像。容积扫描基础上的 MPR 或各向同性 MPR 图像质量与原始图像相仿,可作为诊断依据。由于血管的走行多迂曲,直线的 MPR 难以显示血管的长轴,所以血管的多方位重组大多采用曲面重组。

② 曲面重组可将扭曲、缩短和重叠的血管伸展拉直展示在一个平面上,缺点是在设定轨迹时存在人为误差,空间分辨率不恒定,一幅图像仅能显示血管的一个断面。16 层 CT 后处理软件可自动沿血管中轴线剖开血管,所得 CPR 去除了人为影响,还能沿中轴线连续旋转 180°,得到具有多个断面的动态 CPR 图像。CPR 对迂曲血管和血管内支架术后评价有一定价值,对腹腔动脉的复杂分支 CPR 无明显优势。

③ 最大密度投影能反映相应像素的 X 线衰减值,较小的密度变化也能在 MIP 图像上显示,能很好地显示血管的狭窄、扩张、充盈缺损及区分血管壁上的钙化与血管腔内的对比剂,正确及熟练运用 MIP 技术可对直径 >2 ~ 3 mm 的血管清晰成像,并能提供较 DSA 更多的信息,对寻找血管狭窄的病因和治疗有一定指导意义;与其他血管重建图像比较,其在血管径线的测量方面最接近实际数据。缺点是不能对深度关系进行编码,立

体感较差,但通过绕轴旋转多角度观察或放电影式观察,也能反映血管结构的深度关系。

④ 表面遮盖显示可以用多个 CT 阈值进行重建,并以不同色彩显示。例如对于动脉夹层,可利用真假腔之间 CT 值的差别,分别用不同色彩标记,可更清晰地显示动脉夹层的病理改变。优点是能多角度观察,空间立体感强,解剖结构显示清晰,有利于对病变定位。其缺点是丢失了大量与 X 线衰减有关的信息,钙化斑和增强的血管腔密度都高于所选的阈值时被显示为同一种结构,而阈值以下的小血管不能被显示或导致血管失真(如过度狭窄等)。因此在实际应用中,主要用来显示血管之间、血管与邻近其他解剖结构的毗邻关系,一般不用于测量血管的径线或者判断血管的狭窄程度和血管是否闭塞。

⑤ 容积再现能使表面与深部结构同时立体地显示。VR 能检出由于狭窄的动脉与扫描层面平行而在轴位 CT 图像上未清楚显示的动脉狭窄。多层 CT 的 VR 软件功能更强大,操作简单,还可测量非圆形血管(如管壁上有软斑块)的截面积,评价狭窄程度更准确。与其他三维重建方法比较,VR 既能显示血管之间、血管与邻近组织器官的三维立体关系,又有一定的透明度。观察血管,VR 优于 MIP 和 SSD。

⑥ CT 仿真内镜可显示血管内表面的情况,如管腔内的粥样斑块,管壁的钙化、溃疡,动脉分支与动脉瘤的关系,动脉瘤的血栓形成及破裂口等。缺点是不能进行活检,阈值的选择可影响病变的几何形状,可产生穿透伪影、漂浮伪影。

3)重建方法的比较与选择

在腹部 CTA 中最常用 VR、MIP、MPR、SSD 等容积重建技术。各向同性 MPR 可直接作为诊断依据,其他三维技术需结合原始断层图像。测量血管直径和长度时,首选 MPR 和(或)MIP;判断血管是否闭塞和血管的狭窄程度时,可选 MPR、MIP 或 VR;VR 和 SSD 的立体感强,而且 VR 血管细腻,所显示细小分支更多,操作更简便,需要观察血管之间、血管与邻近其他解剖结构的毗邻关系时,首选 VR。

2. 腹部 CTA 的正常表现

腹部 CTA 可良好显示腹部各主要血管的关系及有无病变,如图 2- 2- 23 ~ 图 2- 2- 32 所示。

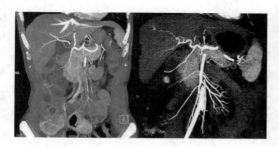

图 2-2-23　肠系膜上动脉

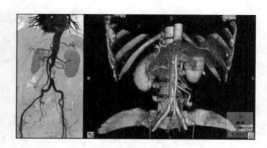

图 2-2-24　腹主 ACTA(1)

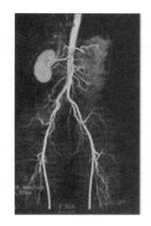

图 2-2-25 腹主 ACTA(2)

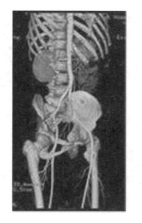

图 2-2-26 腹主 ACTA(3)

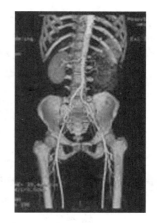

图 2-2-27 腹主 ACTA(4)

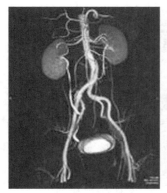

图 2-2-28 腹主 ACTA(5)

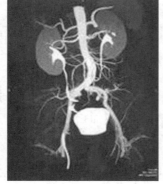

图 2-2-29 腹主 ACTA(6)

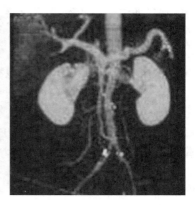

图 2-2-30 腹主 A 伪彩

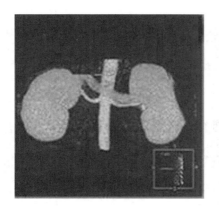

图 2-2-31 肾动脉

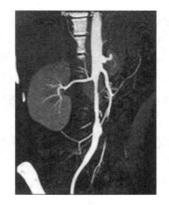

图 2-2-32 主动脉夹层

任务3 腹部 MRI 检查技术

一、扫描技术

（一）检查前准备

腹部 MRI 成像除遵从 MRI 检查总则外，还需注意：检查前 4 小时禁食禁水；磁共振胰胆管造影（MRCP）和磁共振尿路造影（MRU）受检者要禁食、禁水 6 小时；检查前训练患者屏气。

（二）线圈及体位

采用体部相控阵线圈或体部包绕式柔线圈。取头先进仰卧位，正中矢状面与 XO 平面一致，如使用呼吸补偿感应器，可安装于上腹部正中。肝、胆、脾及胰腺检查，中心线对准肋弓中点。肾脏检查，中心线对准剑突与脐孔连线中点。

扫描线方向一般由上至下，由左至右，由后向前（盆腔由下至上），血管扫描由血流流出端至流入端扫描，以减轻饱和效应影响。

（三）常规成像方位及序列

常规采用横断面和冠状面成像，结合脂肪抑制技术，根据情况配合矢状面成像。

常规层厚 6 ~ 8 mm，间距 30%，胰腺或加扫局部薄层：层厚 3 ~ 5 mm，间距 10%，相位编码方向：横断面采用 LR 方向，矢状面采用 AP 方向或 HF 方向，冠状面采用 LR 方向。

需要注意的是，腹主动脉内流速很快的血流也会产生伪影，应使用流动补偿，使流动的血流不产生 MR 信号，消除其伪影。在可能的情况下，通过改变相位编码方向，使伪影不致重叠到病变区影像上。

水成像技术：磁共振胰胆管造影（MRCP）及磁共振尿路造影（MRU）在常规成像基础上采用 2D 或 3D 重 T_2WI-FSE 序列加脂肪抑制技术，后处理行最大强度投影（maximum intensity projection，MIP）得到三维投影图像。

（四）对比剂增强

造影剂：0.5 mol/L（Gd-DTPA），0.1 mmol/kg，3 mL/s 静脉注射。动态增强技术：团注方式注药后立即在相同屏气状态下进行多次重复扫描，根据具体情况决定是否延时。多采用快速梯度回波 T1WI 序列。应用技巧：

（1）腹部 MRI 成像多采用单次激发快速自旋回波技术或半傅立叶采集单次激发快速自旋回波的技术，实现屏气扫描，能有效去除呼吸伪影，患者呼吸均匀并在时间充分情况下可配合呼吸触发行不屏气扫描成像方法；

（2）肝脏血管瘤与囊肿可采用重 T_2 加权像加以鉴别；

（3）肝脏脂肪浸润鉴别方法可采用梯度回波水-脂同相位和反相位。

二、腹部各脏器扫描技术

（一）肝

1. 常规扫描方位

肝脏 MRI 检查一般以横断面为主，必要时增加冠状面或矢状面扫描。

2. 扫描基线与范围

（1）横断面扫描基线及扫描范围：在冠状面图像上以平行于水平面、第一肝门高度为扫描基线，扫描范围从膈肌至肝脏下缘；

（2）冠状面扫描基线及扫描范围：在横断面图像上以平行于人体冠状面、以肝脏为中心定扫描基线，扫描范围应包括肝脏前缘和肝脏后缘；

（3）矢状面扫描基线及扫描范围：在横断面图像上以平行于人体正中线、以肝脏为中心定扫描基线，扫描范围应包括全肝脏左右缘。

3. 成像序列

（1）横断 FSE T_2WI，首选 ETL 较短的 FSE 序列配以呼吸触发技术，最好采用脂肪抑制技术；

（2）横断 SE T_1WI，配以呼吸补偿技术，或扰相 GRE T_1WI；

（3）冠状扫描，有助于病变定位，序列可选择 FSE T_2WI 或扰相 GRE T_1WI 等。

4. 动态增强

肝脏 MRI 检查中最重要的是动态增强扫描，可发现平扫不能发现的病灶，并有助于病变的定性诊断。

技术要点：

（1）对比剂及其注射方式，常用 Gd-DTPA，常规剂量 0.1 mmol/kg，给药途径一般经肘前静脉给药；

（2）扫描序列，一般选用二维扰相 GRE T_1WI 序列，通常该序列一次屏气可完成整个肝脏扫描；

（3）扫描时机的掌握，在对比剂开始注射后 15 s 左右即行动脉期扫描，50～60 s 行门脉期扫描，3 min 行平衡期扫描，5～15 min 后根据需要行延时扫描。

（二）胰腺

胰腺常规检查与肝脏相仿，但也有其特点，包括以下 4 点：

1. 常规扫描方位

以横断面、冠状面为主，必要时在冠状面定位像上沿胰腺长轴加斜轴位，在横断位定位像上沿胰腺长轴加斜冠状位，以便更好地显示胰腺全貌。

2. 扫描基线与范围

（1）横断面扫描基线及扫描范围：在冠状面图像上以平行于水平面、胰腺高度为扫描基线，扫描范围包全整个胰腺；

（2）冠状面扫描基线及扫描范围：在横断面图像上以平行于人体冠状面、以胰腺为中心定扫描基线，扫描范围包全整个胰腺；

（3）斜轴面扫描基线及扫描范围：在冠状面图像上以平行于胰腺正中长轴为扫描基线，最好用水成像来定位，扫描范围包全整个胰腺；

（4）斜冠状面扫描基线及扫描范围：在横断面图像上以平行于胰腺正中长轴为扫描基线，扫描范围包全整个胰腺。

3. 成像序列

T_1WI 比 T_2WI 更为重要。胰腺检查最重要的序列为脂肪抑制 T_1WI，选用二维或三维扰相 GRE T_1WI 序列。

4. 动态增强

与肝脏动态增强扫描类似，但层厚应更薄，动脉期时相应比肝脏动脉期延后 5 ~ 8 s。

（三）胆道-MR 胰胆管成像（MRCP）

胆管病变的检查一般需先进行肝脏的常规 MRI 检查。需要注意的是对于胆道梗阻的病例，在梗阻水平应加扫薄层；MRCP 有助于胆道病变的显示。

1. 检查技术

MRCP 检查方法目前应用于临床的有两种：其一，采用重 T_2WI 2D-FSE 序列或 3D-FSE 序列；其二，采用单激发厚层或薄层投射技术。前者需工作站行 MIP 重建形成图像而后者则不用后处理可直接显示图像。同时加脂肪抑制技术。采用表面线圈或相控阵表面线圈、体线圈。表面线圈较体线圈增加了覆盖面积和均一性，提高了图像的 SNR，增加了与周围组织的对比度，使形成的图像更为细腻逼真，可与 X 线造影图像相比拟。屏气可减少呼吸运动伪影，使图像显示清晰。非屏气时应采用呼吸门控技术减少伪影。为减少胃肠道影响，应在 MRCP 检查前 6 ~ 8 小时禁食。为减少胃肠蠕动可于检查前口服含 10 ~ 20 mg 的 654-2 溶液 100 ~ 200 mL。为使胃、十二指肠、部分空肠显示其轮廓，使胰-胆管树的解剖关系和病变关系更为明确，可口服少量水。有人主张口服适量阴性对比剂，使胃肠道内高信号完全消除以提高图像质量。在扫描时首先要做常规轴位 T_1WI、T_2WI 和冠状位 T_2WI，范围由膈肌到胰腺下部。用轴位图像定位，再做冠状位重 T_2WI FSE 扫描。

2. 临床应用

适用于各种胰、胆道病变检查（图 2-3-1）。对胆道扩张、狭窄显示尤为清楚，定位准确率为 100%，定性准确率为 83%，胆石症敏感性 71% ~ 95%，特异性 98% ~ 100%，准

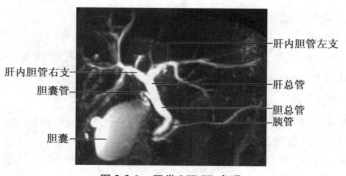

图 2-3-1　正常 MRCP 表现

确性94%～97%,与 ERCP 相似。胆道梗阻性病变确诊率91%～100%,定位准确率85%～100%;对梗阻性病变良恶性的鉴别敏感性为81%,特异性92%,准确性87%。

3. 不足

受空间分辨率和部分容积效应的影响,使胆胰管轻度狭窄显示不可靠;很难显示壶腹;MRCP 检查过程中无法进行治疗;梗阻的良恶性鉴别不如 ERCP。

（四）脾脏

脾脏的常规 MRI 扫描与肝脏相仿。

（五）肾上腺

1. 常规扫描方位

常规扫描方位以横断面和冠状面为主。

2. 扫描基线与范围

（1）横断面扫描基线及扫描范围：在冠状面图像上以平行于水平面、肾上腺高度为扫描基线,扫描范围包全双侧肾上腺;

（2）冠状面扫描基线及扫描范围：在横断面图像上以平行于人体冠状面、以肾上腺为中心定扫描基线,扫描范围包全双侧肾上腺。

3. 成像序列

常用的序列有脂肪抑制 FSE T_2WI、SE T_1WI 和扰相 GRE T_1WI。一般成像参数同肝脏扫描。

4. 注意事项

（1）需要进行3～5 mm 的薄层扫描;

（2）利用扰相 GRE T_1WI 进行的同相位/去相位成像,有利于腺瘤与非腺瘤的鉴别诊断。

（六）肾脏

1. 常规扫描方位

常采用横断面与冠状面扫描相结合的方式,必要时还会加扫矢状位。

2. 扫描基线与范围

（1）横断面扫描基线及扫描范围：在冠状面图像上以平行于水平面、肾脏高度定扫描基线,扫描范围包全双侧肾脏;

（2）冠状面扫描基线及扫描范围：在横断面图像上以平行于人体冠状面、以肾脏为中心定扫描基线,扫描范围包全双侧肾脏。

3. 成像序列

肾脏的 MRI 常规检查及动态增强扫描所用序列与肝脏相同。

4. 注意事项

（1）FSE T_2WI 的权重较重,TE 一般选择120～150 ms;

（2）冠状面一般宜采用3～5 mm 的薄层扫描。

（七）输尿管

没有梗阻和扩张的输尿管一般在 MRI 显示不佳,因此输尿管 MRI 检查主要用于尿路积水的诊断。一般先用 MRU 进行检查,在发现梗阻部位后再在局部进行薄层扫描,序列同肾脏。

(八) 磁共振尿路造影(MRU)

检查前 5~8 小时禁食。检查前 2 小时饮水 500~1 000 mL,充盈膀胱。无梗阻或轻度梗阻者检查前 30 min 分次口服呋塞米 10~30 mg,以利于肾盂和输尿管显示。尿路扩张者不用利尿药。检查前 1~2 小时口服 Gd-DTPA 稀释液 300 mL,以去除肠道重叠伪影。无梗阻或轻度梗阻者采取输尿管加压,以便于观察肾、输尿管上、中段病变,骶髂关节以下水平不宜加压,以免造成假阴性。但也有人不主张腹部加压。

用 2D 或 3D 的重 T_2 FSE 或单次激发 FSE 序列,加脂肪抑制技术,扫描范围应包括肾、输尿管、膀胱。检查前要训练被检者呼吸,使其在平静呼吸状态下扫描或屏气扫描。

MRU 用于诊断肾盂、肾盏、输尿管扩张或狭窄等病变。

(九) 腹部 MRA

作为一种无创的血管造影技术,在血管性疾病诊断中显示出其独特的地位,常规 MRA[时间飞跃法(time of flight,TOF)和相位对比法(phase contrast,PC)]是通过血液流动效应来对血管进行成像,但由于成像时间较长,加之血流不均匀和呼吸运动等因素影响,其很难应用于体部血管(如肝动脉、门静脉、下腔静脉等)的显示。

近年来,随着 MR 设备的发展,尤其是梯度系统性能的改善及数据采集方法的优化,其扫描时间大为缩短;加之顺磁性、超顺磁性对比剂的广泛应用,三维动态增强磁共振血管成像法(three-dimensional dynamic contrast enhanced magnetic resonance angio-graphy contrast enhanced MRA,3D-DCE-MRA)逐渐成为体部血管成像的主要方法。该方法主要利用顺磁性对比剂在血管内缩短血液 T_1 值使其呈高信号,与在快速梯度回波序列下受到抑制的背景低信号形成对比,再将采集的原始图像经过后处理,如最大强度投影(maximum intensity projection,MIP)、容积再现(volume rendering,VR)等,获得类似 DSA 的血管影像(图 2-3-2、图 2-3-3)。

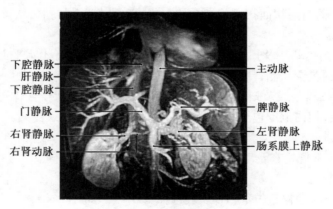

图 2-3-2　上中腹部正常 MRA 表现

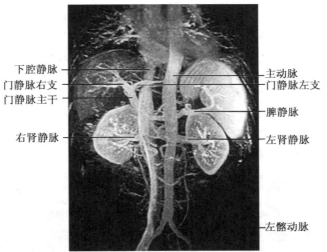

下腔静脉

门静脉右支

门静脉主干

右肾静脉

主动脉

门静脉左支

脾静脉

左肾静脉

左髂动脉

图 2-3-3 腹部正常 MRA 表现

三、腹部脏器正常 MR 表现

大部分腹部组织器官的 MRI 信号呈中等强度,在周围脂肪组织的高信号强度对比下,易于观察。肝脏的信号强度在 T_1WI 上较脾脏为高,而在 T_2WI 上低于脾脏,信号均匀一致。肝叶和肝段同肝静脉和含有脂肪组织的叶间裂分开,门静脉大部分检查为信号流空影像。胰腺主要在横断面上,其信号强度呈黑白相间的稍高于肝脏的中等信号强度。胆囊显示为肝右下窝内的囊样结构,T_1WI 低信号,T_2WI 明显高信号。部分胆汁内含有高浓度胆固醇物质,在 T_1WI 呈较高信号强度。肝内胆管在 MR 检查时不显影,肝外胆管及胆囊管仅见于少部分患者。胆总管见于门静脉前方,呈环状影(图 2-3-4 ~ 图 2-3-7)。

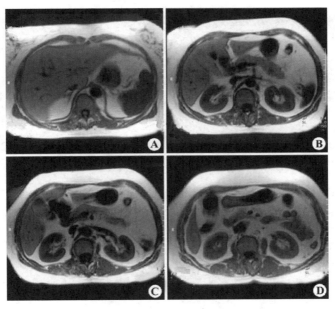

图 2-3-4 MRI 横断 T_1WI 平扫(A ~ D)

　　MRI 横断 T_1WI 平扫示肝实质呈均匀等信号,肝内血管呈无信号,分布走行均匀;胰腺头、体、尾部显示清楚。脾脏呈均匀略低信号(图 2-3-4)。

　　MRI 横断 T_2WI 平扫(A ~ D)示肝脏及胰腺信号略低于脾脏,可见胆总管和胰腺导管呈点条状高信号(图 2-3-5)。

　　MRI 横断面脂肪抑制 T_2WI 平扫(A、B)示腹腔内的脂肪此时呈低信号,显示腹腔内的器官轮廓更清晰(图 2-3-6)。

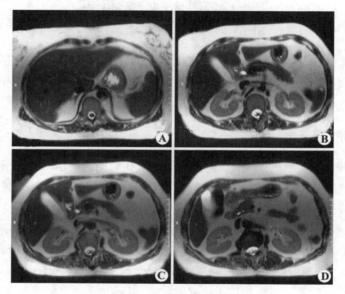

图 2-3-5　正常上腹部(T_2WI)

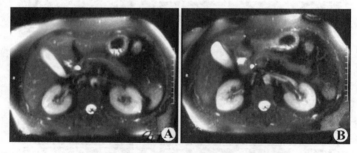

图 2-3-6　正常上腹部(T_2WI + FS)

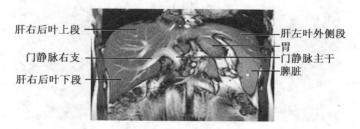

肝右后叶上段　　　　　　　　　　　　　　肝左叶外侧段
门静脉右支　　　　　　　　　　　　　　　　胃
　　　　　　　　　　　　　　　　　　　　　门静脉主干
肝右后叶下段　　　　　　　　　　　　　　　脾脏

图 2-3-7　上腹部冠状位正常 MR T_2WI 表现

（一）肝脏

MRI 横断面图像显示肝脏的形态、边缘轮廓和大小与 CT 相同。MRI 还可以从冠状位和矢状位等多方位清楚地观察肝的形态、大小及肝叶和肝段。正常肝实质表现为 T_1WI 中等信号，但高于脾的信号；T_2WI 表现为低信号，明显低于脾的信号，信号均匀一致。对比增强后，肝实质表现 T_1WI 信号增高，增强效果与 CT 相同。MRI 横断面图像显示肝动脉、门静脉、肝静脉及下腔静脉的解剖结构与 CT 相同，由于流空效应，自旋回波 T_1WI 表现为无信号的管状影，但 T_2WI 上多表现为高信号影；胆管也在 T_1WI 表现为低信号影，T_2WI 表现为高信号影。梯度回波快速成像或增强后血管增强追踪扫描，二维或三维成像可更好地显示门静脉、肝静脉，表现为高信号血管结构（图 2-3-8、图 2-3-9）。

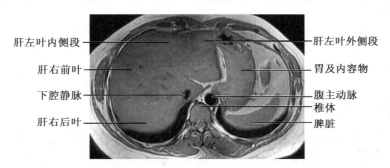

肝左叶内侧段　　　　　　　　　　肝左叶外侧段
肝右前叶　　　　　　　　　　　　胃及内容物
下腔静脉　　　　　　　　　　　　腹主动脉
　　　　　　　　　　　　　　　　椎体
肝右后叶　　　　　　　　　　　　脾脏

图 2-3-8　上腹部横断位正常 MR T_1WI 表现

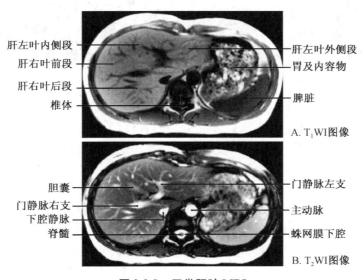

肝左叶内侧段　　　　　　　　　　肝左叶外侧段
肝右叶前段　　　　　　　　　　　胃及内容物
肝右叶后段　　　　　　　　　　　脾脏
椎体
　　　　　　　　　　　　　　　　A. T_1WI 图像

胆囊　　　　　　　　　　　　　　门静脉左支
门静脉右支　　　　　　　　　　　主动脉
下腔静脉　　　　　　　　　　　　蛛网膜下腔
脊髓　　　　　　　　　　　　　　B. T_2WI 图像

图 2-3-9　正常肝脏 MRI

（二）胆囊

轴位胆囊形状与 CT 表现相同，冠状位表现为长圆形位于肝门部。胆囊内信号均匀，T_1WI 呈低信号，T_2WI 呈高信号，边缘光滑锐利。MRCP 多数胆囊都能清晰显示，正常胆囊内含有胆汁，表现为极高信号，信号均匀，边缘光滑。胆囊形状呈长圆形或梨形，长 7～10 cm,宽 3～4 cm,分为底部、体部、颈部,并和胆囊管相连。正常胆管内含有胆汁,普通 MRI 扫描 T_1WI 呈低信号,T_2WI 呈高信号,表现为圆形或管状影像。MRCP 肝内、外胆管显示率高达 90%～100%。所见胆系结构影像清晰,优于 PTC、ERCP、CT 检查,表现为边缘光滑整齐,均匀的高信号。显示的胆囊和胆管大小、形态与 PTC 和 ERCP 相同。

（三）胰腺

腹膜后脂肪组织显示为高信号,在勾画胰腺轮廓上有一定帮助。在 T_1WI 和 T_2WI 上,胰腺表现为均匀的较低信号结构,与肝的信号相似。其背侧的脾静脉由于流空效应呈现无信号血管影,可帮助勾画出胰腺的后缘。十二指肠内液体常表现为较高信号。

（四）脾脏

正常时脾脏在腹腔内脂肪的衬托下轮廓清晰可见,其形态因层面不同而有差异。横断面上与 CT 表现类似,冠状面上在显示脾的大小、形态及其与邻近器官的关系上优于 CT。脾脏的信号是均匀的,由于脾脏的血窦较肝脏更为丰富,故 T_1 及 T_2 弛豫时间比肝、胰长,而与肾相似。脾门血管呈黑色流空信号,易于辨认。

（五）肾脏（图 2-3-10）

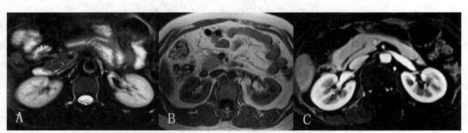

图 2-3-10　肾脏 MRI

在 T_1WI 上,肾实质分为两区:① 外围皮质,呈较高信号;② 中心髓质,呈较低信号。在所有平面上,皮质向髓质的延伸及髓质的锥体均能清晰显示区分。采用脂肪抑制技术,两者对比更明显。在 T_2WI 上,皮髓质均呈高信号,相互区别不大。所以 T_1WI 用于显示肾内解剖结构,但肾内集合系统显示不佳。肾盂、肾盏呈尿液特征信号,即长 T_1 信号,长 T_2 信号。

肾动脉、静脉、主动脉及下腔静脉呈流空的低信号管状结构。在 SE 序列下常可见流动相关伪影。肾周脂肪和肾脂肪囊均呈高信号,两者之间的肾筋膜有时可见,呈线样低信号。肾实质边缘在频率编码方向形成化学位移伪影,表现为肾的一侧为边缘信号带,另一侧为高信号带。如果伪影影响病变的显示,可以改变频率编码方向,减少伪影。

Gd-DTPA 增强扫描时,在不同时相下肾脏表现不同。多平面梯度回波快速成像可以显示肾脏增强的动态变化:① 动脉期:注射 Gd-DTPA 30 s 之内,肾皮质增强为主,皮髓质信号差异增大。② 肾小管早期:注射 Gd-DTPA 60 s 后,皮质增强同前,髓质增强增加,皮髓质差异减小。③ 集合管期:注射 Gd-DTPA 90 s 后,皮质信号稍有下降,而由于 Gd-DTPA 在集合管内的浓集,髓质信号强度明显降低,结果皮髓质差异再次明显。

④ 外分泌期：注射 Gd-DTPA 120 s 后，皮髓质差异不存在，仅在乳头部呈低信号。肾盂、肾盏因 Gd-DTPA 的浓集呈低信号。肾脏增强的动态变化受注射方式、扫描方法及患者是否脱水等多因素影响。常规 SE 序列扫描成像速度慢，皮髓质同样增强，其差异不能显示。

（六）MRU 正常表现

泌尿系统 MR 水造影成像即磁共振尿路造影（MRU）（图 2-3-11），其图像和常规平片排泄性尿路造影相似，但能三维旋转观察，多角度照相。

MRU 图像上，两侧肾盂肾盏对称，壁光滑，内部为均匀信号。肾小盏末端呈内凹的杯口状。输尿管呈线样高信号，走形自然，边缘光滑，管径最大不超过 5 mm。膀胱呈球样均匀高信号，外缘光滑，其颈部有时可见前列腺所致的光滑浅压迹。三维旋转可清晰显示输尿管进入膀胱的情况。

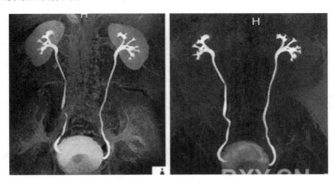

图 2-3-11　冠状位 MRU（MIP 图）

任务 4　腹部超声检查技术

一、肝脏的超声检查技术

（一）探头选择

成人首选凸阵或线阵探头。扇扫和小凸阵探头对婴幼儿最为适宜，也可用于过分消瘦的成年人（图 2-4-1）。一般采用 3.5 MHz。

（二）检查前准备

一般无须特殊准备。

（三）体位

（1）平卧位，为最常用的体位，它适合于显示左右各叶大部分区域，但对右后叶、右后上段、右膈顶区等处显示不满意。

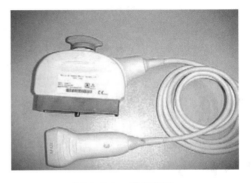

图 2-4-1　腹部探头

（2）左侧卧位，是一个必要的补充体位。用以详细观察右叶最外区、后区、右肝肾区、右膈顶部、右肝静脉长支等重要部位。寻找门静脉主干、右支、右前支及其小分支，右右支及其小分支等。因体位变动后肝脏与肋骨的位置改变，可显示肋骨所盖的浅部。

（3）右侧卧位，显示左外叶（尤其在胃充气时）特别有用。

（4）坐位或半卧位，显示肝左、右膈顶部小病灶，以及移开被肋骨所遮盖的浅部。

（四）探头部位

可分为右肋下、剑突下、左肋下、右肋间 4 处（见图 2-4-2）。

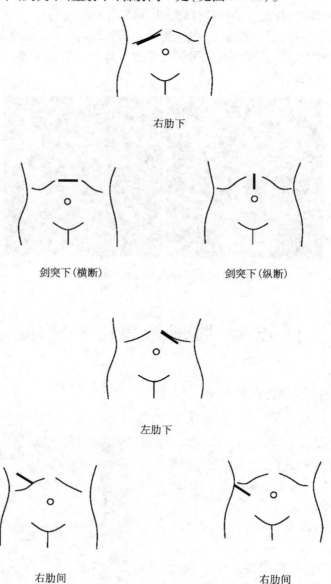

右肋下

剑突下（横断）　　　　　剑突下（纵断）

左肋下

右肋间　　　　　　　　右肋间

图 2-4-2　腹部探头部位

（五）扫查步骤

1. 左肋缘下斜断扫查

嘱被检者缓慢地深呼吸,使探头由垂直位向被检者左肩做侧动扫查,以观察左肝全貌。如果饮水后取半卧位,将探头由左肋缘下向左侧锁骨中线移动,显示左肝-胃纵断图,可见左肝大致呈三角形,边缘锐利（图2-4-3）。

2. 左正中旁纵断扫查

将探头继续向内滑行移动,直至与腹主动脉平行。充分显示左肝及其膈面,方法是将探头沿矢状面朝被检查者头部方向倾斜。让被检查者深吸气,直至出现肝脏膈面和心脏搏动图形（图2-4-4）。

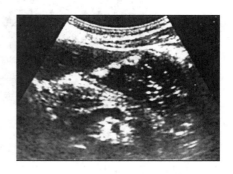

图2-4-3　左肝-胃纵断声像图

3. 右正中旁纵断扫查

探头自左正中旁线继续向右滑行移动,经正中线至右正中旁和下腔静脉平行,显示肝脏尤其尾状叶与下腔静脉、门静脉主干的关系（图2-4-5）。

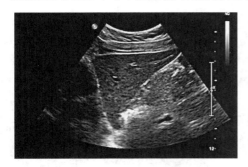

图2-4-4　左肝及其膈面纵断声像图

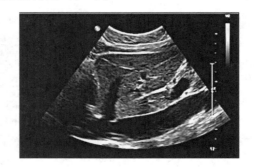

图2-4-5　尾状叶与下腔静脉、门静脉主干纵断声像图

4. 右肋缘下斜断扫查

将探头由垂直位朝向被检查者右肩即横膈方向缓慢扫查。在扫查过程中,同样嘱被检查者深吸气。所得图像与肝脏横断面有许多相似之处。

（1）高位肝脏断面:向横膈方向扫查,可显示第二肝门（图2-4-6）,即左、中、右肝静脉汇入下腔静脉和膈顶部高位肝脏结构。

（2）第一肝门断面（图2-4-7）:显示肝脏及其门部结构,即门静脉及其腹侧的胆管（左右肝管及其汇合处-肝总管近端）。

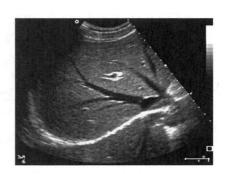

图2-4-6　第二肝门声像图

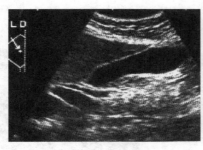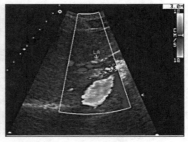

图 2-4-7　第一肝门声像图

（3）还可观察胆囊颈指向门静脉右支这一恒定的解剖学关系。由此平面向下，可进一步显示低位肝脏断面，相当于胰腺-肾脏水平。

将探头沿右肋缘下逆时钟转，横移至剑突下，则可自上而下进行一系列肝脏横断扫查。

5. 右肋间斜断肝脏扫查

（1）右第6、7肋间斜断面：重点观察右肝前叶肝实质及门静脉右干及其上下段分支；进一步在右门静脉长轴进行右上腹斜断，可显示门静脉腹侧的肝外胆管，包括胆总管（嘱被检者深吸气，并可向左侧卧30°~90°）。

（2）右第8、9肋间斜断面：探头靠近腋前线向外下倾斜，也可转动探头（近冠状切面），显示肝右静脉长轴，观察其下方的右肝后叶与右肾的关系；此断面也可能观察到肝右静脉上方的右肝前叶。

6. 肝脏冠状断面扫查

将探头放在右侧腋后线上，通过肋间补充观察右后叶膈顶部肝实质和肝内血管回声，注意膈肌形态、运动及有无膈下或胸膜腔积液的表现；显示肝脏和右肾的关系——肝肾冠状断面（图2-4-8）。

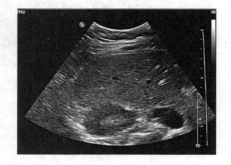

7. 正常表现

不同的肝脏段面，其声像图各异，总的特点：

（1）肝脏包膜整齐、光滑，呈细线样回声。右肝膈面呈弧形，回声较强。肝脏左叶和胆囊窝附近，肝脏的边缘锐利，右肝外下缘相对较钝。

图 2-4-8　肝肾冠状断面声像图

（2）肝内血管呈自然的树状分布，其形态和走行符合解剖学断面特点；门静脉及其分支管壁回声清晰，故可辨认。

（3）正常肝段内一般不易看到肝内胆管或仅隐约可见肝内胆管与门静脉分支伴行。在肝门部的门静脉腹侧，可见左、右肝管汇合成肝总管，以及沿门静脉长轴斜断面可见其腹侧伴行的肝外胆管长轴断面。

8. 正常肝脏超声测量

正常肝脏形态大小因个人而差异较大，其质地比较柔软，深呼吸运动和心脏搏动可使之变形，超声测量比较困难，重复性较差，因此，肝脏径线超声测量正常标准仅有参考意义。

（1）右肝斜径：将探头置于右肋缘下平行于肝下缘并尽可能接近于肝边缘，然后转动探头使超声断面朝向右膈顶部的第二肝门区（肝右静脉汇入下腔静脉处），取肝脏膈面离探头较远而图像显示最清晰的部位停顿。扫查时须嘱被检者屏气，或吸气后屏气。

（2）左肝长径和厚径：将探头置于腹正中线偏左相当于腹主动脉处，嘱被检查者深吸气后屏气，在显示包括膈面在内的完整左肝纵断面上进行测量。

二、胆道系统的超声检查技术

（一）探头选择

探头选用同肝脏。

（二）检查前准备

（1）宜晨间空腹检查。急诊患者不受以上条件限制，可及时进行检查。

（2）超声检查应安排于胃肠及胆道 X 线造影之前，或造影后 2 ~ 3 天再进行检查。

（三）体位

1. 仰卧位

为最常用的体位。

2. 右前斜位

该体位配合深吸气动作，由于充分利用肝脏和胆囊作为声窗，可减少胃肠道气体回声的干扰，对提高肝外胆管的显示率、观察胆囊颈部结石，以及追踪肝外胆管中、下段病变均有良好效果，故很重要。

3. 坐位或立位

用于胆囊位置较高的患者。观察胆囊结石的移动或泥沙样结石的沉积层，观察胆囊底部的病变。

4. 其他

胸膝位已很少采用，目的是观察胆囊或肝外胆管内结石的移动，或有助于与肿瘤鉴别。

（四）检查方法

1. 胆囊扫查技术

首先，将探头放置于右肋缘下进行胆囊纵断面扫查。嘱被检查者深吸气后屏气，寻找肝缘下方出现的胆囊长轴断面。注意观察胆囊的底、体、颈各部，其长轴指向右门静脉。此外，还应在右肋间做胆囊长轴的补充扫查。然后，进行胆囊系列冠状断面或短轴断面扫查。将探头放置于右肋缘下，平行于肋弓进行斜断，声束指向第一肝门并上下侧动（在第二肝门至第一肝门和第一肝门以下水平位置来回侧动），观察胆囊系列冠状断面或短轴断面。

2. 胆管扫查技术

（1）肝外胆管长轴显示方法：右侧肋间斜断扫查，显示门静脉及其腹侧的肝外胆管上段或肝总管。必要时将探头扫查延伸至肋缘下前腹壁，并取左侧卧位，令检查者深吸气后屏气扫查,沿肝总管延伸方向向下追踪观察胆总管的长轴直至胰头背部。

(2)肝外胆管横断面的显示方法:将探头斜放在右肋缘下并显示第一肝门,适当侧动探头,以显示门静脉和紧贴其上的左右肝管及其汇合处-肝总管近端,它们有时排列成一条细管状结构。此处为左右肝管及肝总管近端,合称"肝门部肝外胆管",是胆管癌的好发部位。再将探头由肋缘下自上而下地滑行,进行肝外胆管系列横断扫查,直至腹主动脉或胰尾水平和胰头水平显示典型的"米老鼠征",其"右耳"代表胆管,"左耳"代表肝固有动脉。在胰头水平,胆总管的横断面呈小圆形,位于胰头背侧。

(3)肝内胆管分支与门静脉的分支伴行,由于管径很细,只有在胆管扩张时才容易清楚显示。

(五)正常表现

1. 胆囊

位于肝脏的胆囊床,底部游离于肝下缘。胆囊纵断面呈梨形或长茄形,颈部指向肝门部门静脉右支。正常胆囊轮廓清晰,囊壁自然光整,腔内无回声,后壁回声增强,呈典型的囊性结构。

胆囊颈部与门静脉右支之间常有一线状强回声连接,代表肝中裂,是识别胆囊位置的重要标志。

胆囊可呈折叠状,于左侧卧位深吸气或站立位可伸展,属正常变异。正常胆囊管很细,平均宽约 1.8 mm。

正常胆囊大小有较大的个体差异,长径一般不超过 8~9 cm,前后径不超过 3.5~4 cm。高频探头扫查时,胆囊壁自外向内大致可分辨出 3 层回声。中间弱回声代表肌层,两侧高回声分别由胆囊壁的外膜和黏膜及其与胆汁界面反射构成。正常充盈胆囊壁厚不超过 2~3 mm。

2. 肝外胆管

肝外胆管分为上、下两段,上段有肝总管,自门静脉发出与门静脉伴行;下段与下腔静脉伴行,并延伸至胰头背外侧的胆总管。位于十二指肠背侧的胆总管易受气体干扰。

正常肝外胆管上段表现为门静脉腹侧与之平行的管道,其直径小于相应门静脉的1/3。肝外胆管与门静脉之间常可见肝右动脉的小圆形横断面,它是肝总管位置的重要声像图标志。在腹部横断面上,肝外胆管和肝动脉与门静脉组成典型的"米老鼠征",其"右耳"代表胆管,"左耳"代表肝动脉(肝固有动脉)。

肝外胆管下段由于胃肠气体干扰常不易显示。选择门静脉和下腔静脉相挨的断面,尽可能向下扫查以接近门静脉最远端,可确定此处的肝总管为胆总管。注意采用左侧卧位配合深吸气的方法,或采用探头加压扫查,饮水充盈胃、十二指肠等方法,可以明显提高显示率。对胰头做横断扫查时,可显示胰头背外侧、下腔静脉前的胆总管圆形横断面,将此圆形结构置于声像图中线位置,使探头旋转 60°~90°,有助于寻找胆总管胰腺段的长轴并测量其最大宽度。正常肝外胆管上段和肝总管不超过 5 mm;肝外胆管下段或胆总管一般不超过 8.5 mm。正常胆总管测值随年龄而增加。

3. 肝内胆管

在右肋缘下扫查,可以常规显示位于门静脉左右分支腹侧的左右肝管,其内径多在 2 mm 以内。二级以上的肝内胆管分支,尚难以清晰显示。

三、胰腺的超声检查技术

(一)探头选择
成人常用 3.5 MHz 频率的探头。

(二)检查前准备
胰腺应在晨起空腹时检查,以减少胃内食物引起过多的气体干扰超声的传入。对腹部胀气或便秘的患者,睡前服缓泻剂,晨起排便或灌肠后进行超声检查。如通过上述方法,胃内仍有较多的气体,胰腺显示不清或不满意时,可饮水 500 ~ 800 mL,让胃内充满液体作为透声窗,便于显示胰腺。

(三)体位
(1)仰卧位:为常规采用的检查体位。探测时,患者双手自然放于身体两侧,行平稳自然呼吸。有时嘱患者深吸气使肝下移作为"透声窗",便于显示胰腺。

(2)侧卧位:当胃内或横结肠内气体较多,胰体尾难以看清时,可采用左侧卧位,使气体向胃幽门或十二指肠及肝曲处移动,以利看清胰体尾。胰头显示不清时,则采用右侧卧位。

(3)半坐位或坐位:当肝脏较小、胃肠腔内气体较多时,仰卧位检查胰腺无法显示,可取坐位或半坐位(30° ~ 45°)检查。

(4)俯卧位:疑有胰尾肿瘤时,常采用此体位。

(四)扫查方法
先在第 1 ~ 2 腰椎平面横切扫查腹部,然后上下移动,亦可行右低左高斜形扫查(探头取 15° ~ 45°),用于观察胰腺形态的全貌。横切扫查后,用纵切作为补充。根据需要采取仰卧位、坐位或俯卧位,以坐位最为重要。

(五)正常表现
1. 胰腺长轴声像图

胰腺位于肝左叶和胃的后方,脾静脉和肠系膜上静脉的前方,呈条带状结构。其边缘光滑、整齐。内部回声呈均匀的中等强度回声,散在分布。在成人一般比肝脏回声稍强,儿童胰腺内部回声较弱,老年人和肥胖体形者胰腺回声可因脂肪组织增多而显著增强。

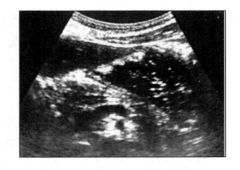

图 2-4-11　胰腺长轴声像图

胰腺和周围脏器、血管的关系:胰头部的外侧为胆囊及十二指肠,其背侧为下腔静脉。胰体前方为左肝及胃的一部分。胰尾与脾脏相邻,背侧有左肾。胰腺在其背侧可见脾静脉,肠系膜上动、静脉,下腔静脉和主动脉(图 2-4-11)。

2. 胰腺短轴声像图

通过下腔静脉的腹部纵断扫查,正常胰头部位于左肝和肝胃韧带之后,下腔静脉之前,呈扁的卵圆形。如十二指肠内充满气体时,胰头可被掩盖而显示不清。

通过腹主动脉的腹部纵断扫查,正常胰腺位于左肝及胃之后,主动脉之前,呈椭圆形。其上下径大于前后径。此断面仅能显示胰体。

饮水后左锁骨中线纵断面扫查,有利于观察胰尾区。利用脾脏做声窗显示胰腺尾部声像图,此途径特别有利于观察胰尾部病变。此外,通过背部利用左肾做声窗,也能显示胰尾部,特别是观察胰尾区有无占位病变。

3. 胰腺的超声测量方法和正常值

测量胰腺常用长轴扫查断面进行厚径测量。正常主胰管宽径 < 2 ~ 3 mm,在胰头部较宽(表2-4-1)。

表 2-4-1　胰腺实用正常值

单位:cm

部位	正常	可疑	异常
胰头	<2.0	2.1 ~ 2.5	>2.6
胰体、尾	<1.5	1.6 ~ 2.0	>2.1

四、脾脏的超声检查技术

(一)探头选择

探头选择同肝脏。

(二)检查前准备

一般无须特殊准备。不宜在饱餐后进行,以免脾脏过多地向后上方移位。为清楚了解脾门区、胰尾、左肾附近肿物或进行左上腹部肿物鉴别诊断,可在空腹情况下饮水300 ~ 500 mL 后再查,婴幼儿则可在哺乳后安静或睡眠情况下进行。

(三)体位

(1)右侧卧位:不仅可用于脾脏测量,观察脾内结构改变和脾门情况,还可检测左肋缘下有无脾脏及该处脾的宽径和厚径。

(2)仰卧位:同样可用于脾脏测量,探头需放在左腋后线的肋间,检查脾脏及脾周围有无病变,只是操作不够方便。此体位可补充右侧卧位脾脏扫查的不足。尤其适合于危重患者的检查。

(四)扫查技术

1. 右侧卧位

将探头放在左侧第9~11肋间靠近腋后线上,沿脾的长轴显示脾的纵断面。

选择脾脏最长径所在部位和有脾门血管处进行停顿测量。此处可以沿脾脏长轴向两侧进行侧动扫查,详细观察脾脏轮廓和实质回声,观察脾门血管及其向脾内的延伸。

2. 仰卧位

为观察脾的形态和内部回声,可在肋间沿脾的长轴进行扫查。若为显示脾肾图形及其与脊柱关系,宜将探头放在左侧腋后线附近,做脾脏冠状扫查。若为进行准确地脾脏超声测量,需使声平面进一步朝前(腹侧)倾斜,即前倾冠状扫查,直至清楚显示脾门部和脾的完整轮廓。

3. 半卧位

饮水后经腹扫查适合于观察脾脏与邻近器官如左肾、胰尾、胃和膈的关系。

（五）正常表现

脾的纵断面形似半月形,其膈面呈弧形线样结构,光滑而整齐;脏面略凹陷,可见脾门切迹,回声较强,该处常见到脾门血管断面图形。脾动脉细,仅 2～3 mm,不易显示。脾静脉较宽,一般不超过 8 mm。

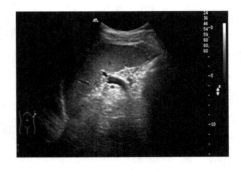

脾实质呈弥漫性非均匀的点状回声,回声强度与肝脏相近,比肾皮质回声稍强(图2-4-12)。

图 2-4-12　脾的纵断面声像图

少数正常人的脾门附近可发现副脾,呈小圆形或椭圆形结节,属正常变异,勿误诊为脾门淋巴结肿大或胰尾肿瘤。

脾超声测量正常值:

正常厚径 <4 cm　　　　男(3.0±0.6)cm,女(2.8±0.5)cm

正常长径　　　　　　　男(9.0±0.1)cm,女(8.5±1.0)cm

五、腹部血管的超声检查技术

受检者取仰卧位,双下肢伸直,宜空腹,但无须严格限制。

（一）腹主动脉

探头置于腹正中线加压时,患者的腹部抵抗力较大。一般沿腹正中线偏左 1～2 cm 纵断面和横断面扫查,观察腹主动脉全程及其分支,直至左右髂总动脉分叉处。纵断面检查,于肝左叶后方呈一条管状无回声结构,管壁光滑稍厚,有渐细倾向和明显的动脉性搏动。横断面可见其位于脊椎中线偏左,呈圆形,无回声区。正常腹主动脉近心段前后径平均 2 cm(1.6～2.4 cm),远心段平均 1.5 cm(1.1～2.0 cm)。

（二）下腔静脉

探头置于腹正中线右 2～3 cm 范围内进行纵断面和横断面扫查。其上方起自左、中、右三支肝静脉汇合处(第二肝门),向下经过肾门水平(左、右肾静脉),直至左、右髂总静脉分叉处。下腔静脉纵断面呈宽窄不太均匀、壁薄而光滑的管状结构,横断面呈扁圆形无回声区;下腔静脉内径随呼吸运动和心动周期而变化,并可见管壁波动,该征象以近心段明显;乏氏动作,可使下腔静脉增粗,易于显示。

（三）腹腔动脉和肠系膜上动脉(SMA)

首先横断面扫查确定腹主动脉位置,再纵断显示腹主动脉长轴,观察腹腔动脉和SMA,以及它们与腹主动脉的分支关系。腹腔动脉在胰体上缘水平开口于腹主动脉前壁,横断时,腹腔干动脉及其分支肝总动脉和脾动脉形成 Y 形结构,称"海鸥"征。SMA 约在腹腔动脉起始点下方 1 cm 处腹主动脉前壁发出,多以 30°左右锐角向前下方延伸。

(四)肾动脉

在彩色多普勒引导下扫查肾动脉,可以提高检查效率,尤其是对肾动脉中、远段。首先于前腹部偏左位置横断扫查,扫查到 SMA 位标记,探头声束稍向下倾斜,在腹主动脉两侧发出动脉分支并向左、右肾门行进。通过倾斜或移动探头,可以显示肾动脉中段和远段。在彩色多普勒引导下,频谱多普勒测量肾动脉血流速度,以诊断肾动脉狭窄。上述体位显像欠佳时,可以取左侧卧位,以肝肾为声窗,横断面或冠状面显示右肾动脉;取右侧卧位,以脾和肾为声窗,扫查左肾动脉。扫查左肾动脉一般较右肾动脉困难。

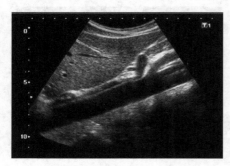

图 2-4-13　腹部血管声像图声像图

肝静脉、门静脉及其属支脾静脉和肠系膜上静脉,扫查方法参见肝脏疾病章节。

正常腹部血管声像图(图 2-4-13)。

六、胃肠道的超声检查技术

胃肠道的超声诊断因受肠管内气体的影响,除特殊病例外,从体表探测常得不到满意的声像图。

(一)胃的正常表现

空腹饮水前,胃前后壁相互贴近,在肝左叶缘下方。正常胃壁呈 3 层高回声,两侧低回声。少量胃内容和气体构成强回声,随蠕动变动,其边缘完整、光洁、蠕动良好。如胃内有潴留液时,则胃腔内有液气翻动的实时图像。饮水后胃被充盈扩大,可见少量胃黏液,小气泡在液体中飘移,胃壁黏膜层、肌层和浆膜层呈线条纤薄的回声可以分辨。

(1)贲门部(食管、胃连接部长轴切面像):探头沿左肋弓向外上倾斜,在肝左外叶脏面下后方有倒置漏斗状图像(可描出从胃贲门部到食管下端),中心呈有规则高回声为管腔,前后两条线状弱回声为前后壁肌层,外侧高回声为浆膜,其上端呈尖端向后上的鸟喙状结构。

食管、胃连接部短轴切面:探头旋转 90°,可在肝左外叶与腹主动脉间或左侧看到靶环状图像。

(2)胃底:饮水充盈后探头沿左肋弓或左上腹纵断扫查。肝左外叶与腹主动脉间或左侧看到靶环状图像。

(3)胃体窦部切面:沿胃长轴垂直扫查,从胃体向胃窦探测,了解胃的体表投影。可观察胃的前后壁和胃的大弯和小弯。胃横断扫查上腹部,可见左、右两个分离的圆形或椭圆形液性无回声区,为胃体和胃窦断面。探头下移则两个液腔相靠近,汇合处胃壁为胃角,其下方单一椭圆形胃腔。胃窦部蠕动收缩较为强烈,有时可看到液体反流。

（二）肠管的正常表现

十二指肠在胰头部周围、位置较恒定,外上方可见胆囊,胃排空过程中可见胃内容物进入十二指肠。

（1）十二指肠声像图特征:十二指肠位置固定,球部位于胆囊内下方。幽门开放时可见液体充盈,呈长锥状含液结构,与胆囊长轴平行。降部内侧为胰头。

（2）肠管回声有3种表现:① 充盈像:肠管内充满混有气体的肠内容物,形成杂乱的声反射,后方有声影,大量游离气体可形成强回声,并有多重反射;② 肠管收缩像:收缩时肠管形成低回声环,管腔形成强回声核心;③ 肠积液像:肠管内有大量液体积存,表现为管状无回声区,并可见到小肠皱襞或结肠袋。

（史讯、周燕、张益兰、黄俊华、蒋国斌、唐晨虎、曹慧芸）

项目三

腹部疾病的医学影像诊断

学习目标

1. 能识别消化道病变的基本表现；
2. 会看急腹症的典型影像学表现；
3. 会读腹部常见疾病的影像片,并能对其诊断与鉴别诊断。

任务1 消化道病变的基本 X 线表现

消化道病变的病理变化及其 X 线表现多种多样,不同的病理改变可以有以下的基本 X 线表现,能识别这些消化道病变的基本 X 线表现,对消化道病变的影像诊断非常重要。

一、轮廓的改变

(一) 充盈缺损(filling defect)

消化道腔内肿瘤等占位性病变形成占位,造成局部造影剂充填残缺,称之为充盈缺损(图 3-1-1)。其大小、形态、位置常常与肿块一致。

(二) 龛影(niche)

龛影是指钡剂涂布的轮廓有局限性外突的影像。消化道壁局限性溃疡形成的凹陷若有钡剂充盈,在切线位时呈局限性向消化道轮廓外突出的钡影,称龛影;轴位观溃疡呈火山口状(crater),钡剂填充溃疡内表现为类圆形钡斑(图 3-1-2)。

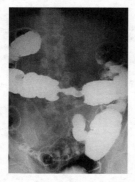

图 3-1-1 结肠腔内肿瘤充盈缺损

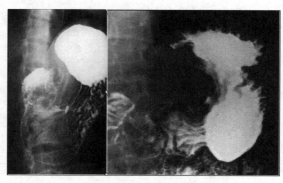

图 3-1-2 胃溃疡龛影轴位、切线位

（三）憩室（diverticulum）

憩室为消化道黏膜经过管壁的薄弱处向外膨出，或因邻近病变牵拉而使管壁各层向外形成袋状突出所致。主要 X 线征象为消化道管壁之局限性袋状突出影，憩室具有收缩功能，大小及形态可变，其内有黏膜皱襞通入，这两点是与龛影的主要不同点（图 3-1-3）。

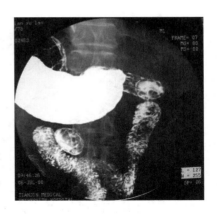

图 3-1-3　十二指肠憩室

二、管腔大小的改变

（一）管腔狭窄

超过正常限度的管腔持久性缩小称之为管腔狭窄。不同病变引起管腔狭窄之形态也不相同：

（1）先天性狭窄，边缘光滑，局限；

（2）肿瘤性狭窄，范围较局限，边缘不规则，管壁僵硬；

（3）炎症性狭窄，范围较广泛或为节段性，边缘多较整齐；

（4）外压性狭窄，多位于管腔一侧，可见整齐的压迹或伴有移位；

（5）粘连性狭窄，边缘多不规则，肠管移动受限或相互聚拢、折曲成角；

（6）痉挛性狭窄，形态不固定，于痉挛消除后恢复正常。

（二）管腔扩张

超过正常限度的管腔持续性增大称之为管腔扩张。常由紧张力低下或梗阻性病变所引起。各种原因所致胃肠道狭窄或梗阻性病变的近端肠腔常扩张，如贲门失弛缓症、肠梗阻等。胃肠道肌紧张力低下如无力型胃也可造成管腔扩张。

三、黏膜皱襞的改变

（一）黏膜皱襞增宽和迂曲

黏膜皱襞增宽和迂曲是由黏膜和黏膜下层的炎性浸润、肿胀和结缔组织增生引起的，表现为透明条纹状影的增宽，也称为黏膜皱襞的肥厚和肥大，常伴有黏膜皱襞迂曲、紊乱，多见于慢性胃炎。黏膜下静脉曲张也常表现为黏膜皱襞的增宽和迂曲。

（二）黏膜皱襞平坦

黏膜皱襞平坦表现为黏膜皱襞的条纹状影变得不明显，严重时可完全消失。造成这种表现的原因有二：一是黏膜与黏膜下层被恶性肿瘤浸润，其特点是形态较为固定而僵硬，与正常黏膜有明显的分界，常出现在肿瘤破坏区的周围。二是由于黏膜和黏膜下层的炎性水肿引起，与正常黏膜皱襞无锐利的分界而逐渐移行，常见于溃疡龛影的周围。

（三）黏膜皱襞破坏

黏膜皱襞破坏表现为黏膜皱襞消失，代之以杂乱不规则的钡影，大都由于恶性肿瘤侵蚀所致。黏膜破坏与正常黏膜皱襞常有明确的分界，造成黏膜皱襞中断的表现。

（四）黏膜皱襞集中

黏膜皱襞集中表现为皱襞从四周向病变区集中，呈放射状。常由慢性溃疡产生纤维组织增生、瘢痕收缩而造成。有时硬癌（浸润型癌）的收缩作用也可造成类似的改变，但较僵硬且不均匀。

四、位置的改变

消化道的位置比较固定，若消化道的位置发生显著改变则为异常。引起消化道位置改变的原因有：

（1）先天性消化道异位。先天性消化道异位为胚胎期发育异常所致，包括全内脏异位、部分内脏异位和旋转不良等。

（2）后天性消化道移位。为后天获得性位置改变，包括推压移位、牵拉移位、胃肠下垂和瘢痕收缩等。

五、功能性改变

（一）张力的改变

胃肠道有一定的张力，由神经系统调节和平衡，以保持管腔的正常大小。张力增高时使管腔缩窄、变小，张力降低时使管腔扩大并常伴运动减弱。

（二）蠕动的改变

蠕动的改变表现为蠕动频率的高低、波幅的深浅、运行速度和方向的改变等。蠕动增强表现为波形深而多，运行加快；蠕动减弱表现为波形浅而少，运行减慢；蠕动消失见于胃肠麻痹和恶性肿瘤；逆蠕动为与正常蠕动运行方向相反的蠕动，常见于胃肠道梗阻的近端。

（三）运动力的改变

运动力为胃肠道输送食物的能力，具体表现为钡剂到达或离开某部的时间。它与胃肠道的张力和蠕动有关。

（四）分泌功能的改变

胃肠道分泌增多时，表现为钡剂黏附不良，黏膜皱襞显示不清。如胃分泌增多时，胃内可见空腹潴留液和钡剂黏附不良，呈斑片状分散于分泌液之中，立位可见气、液、钡分层。

任务 2 急腹症

急腹症中常见的有胃肠穿孔（gastrointestinal perforation）并全腹膜炎、腹腔脓肿、肠梗阻、腹部损伤及其腹主动脉瘤破裂等。本节将叙述肠梗阻与腹部损伤影像学检查及其表现，其余内容将在相关部分介绍。

一、肠梗阻

肠梗阻(intestinal obstruction)是肠内容物的运行发生障碍的常见外科急腹症。肠梗阻一般分为机械性、动力性和血运性三类。机械性肠梗阻分单纯性与绞窄性两类。前者只有肠管通畅障碍，无血循环障碍，后者同时伴有通道及血循环障碍。动力性肠梗阻分为麻痹性肠梗阻与痉挛性肠梗阻，肠管本身并无器质性病变导致通道障碍。血运性肠梗阻见于肠系膜血栓形成或栓塞，有血循环障碍和肠肌运动功能失调。影像学检查的目的在于明确有无肠梗阻，若有梗阻则应进一步明确梗阻的类型；是完全性还是不完全性。此外，还需确定梗阻的位置并寻找梗阻的原因。

(一)影像学表现

不同类型肠梗阻有不同的影像学表现特点。

1. 单纯性小肠梗阻

当梗阻发生后 3 ~ 6 小时，各种影像学检查手段如立位或侧卧水平位 X 线平片、超声检查、CT 扫描均可显示出近端肠曲胀气扩大，肠内有高低不等的阶梯状气液面(图 3-2-1)，肠壁与肠黏膜皱襞除非病程较长，一般无明显增厚。梗阻端远侧无气体或仅有少许气体。据此也可依胀气扩大的肠曲来估价梗阻的位置：胀气肠曲分布于左上腹或上腹部，皱襞呈弹簧状，多为空肠梗阻；分布于中、下腹部又无皱襞呈光滑的管状，则多为回肠梗阻；位于腹腔四周，管径达 6 cm 以上，肠壁可见结肠袋之间的小凹及不贯穿整个肠腔的短条状间隔线影，应为结肠梗阻。CT 扫描在扩张的近端肠管与塌陷或属于正常管径的远侧肠管之间"移行带"的出现为重要诊断依据。

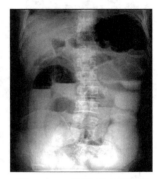

图 3-2-1　单纯性小肠梗阻
阶梯状液平面

不同的致病因素尚可在影像学上有一定特征，如胆石性肠梗阻可能在梗阻处显示阳性结石或显示胆肠内瘘肠内气体反流所致的肝内胆管积气；蛔虫堵塞所致的肠梗阻可在小肠内显示有大量成团、成束的蛔虫存在。

2. 绞窄性小肠梗阻

由于绞窄性肠梗阻(strangulated obstruction)常见于扭转、内疝、套叠(intussusception)和粘连等，多有小肠系膜受累，肠曲活动被牵制，伸展受限，因而有肠曲向某一固定部位聚集的表现。肠壁循环障碍而导致肠壁增厚(后期可变薄)，黏膜皱襞增粗，肠内积液、液面较高等改变。闭袢性肠梗阻，还可见"假肿瘤征"(图 3-2-2)(闭袢内大量积液，在周围充气肠曲的衬托下可见球形软组织块影，谓之"假肿瘤征")。绞窄性小肠梗阻后期，可合并腹腔积

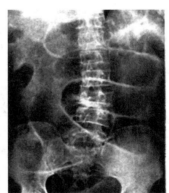

图 3-2-2　绞窄性肠梗阻
"假肿瘤征"

液,由于合并动力性因素,结肠和直肠可以充气。

不同病因所致绞窄性肠梗阻还具有一定影像学表现特点。例如,小肠系膜扭转、内疝及粘连性肠梗阻合并肠段扭转时,常合并"假肿瘤征";粘连性肠梗阻在不同体位的X线片上,比较仰卧前后位和侧卧水平位,若充气积液的小肠曲变化很小,表明肠曲排列不随体位改变而变化,提示肠曲的活动减低,部分病例可出现肠曲纠集征象和肠曲转角较急的表现;急性肠套叠可显示套叠部的种种表现,如超声和CT检查所显示的同心圆征或靶环征等。

CT扫描对判断肠管缺血有一定帮助,肠壁轻度增厚、靶征及肠系膜血管集中等征象反映肠管缺血属轻度或存在可复性;而CT平扫肠壁密度增加、积气及肠系膜出血等征象则指示肠管缺血比较严重甚至已处于梗死。

3. 结肠梗阻

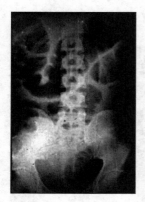

图 3-2-3　结肠梗阻

大肠癌、乙状结肠扭转(volvulus of sigmoid colon)是大肠梗阻常见的病因。它们都可能产生闭袢性肠梗阻征象。前者因癌肿近侧结肠扩张、压力增大,将回盲瓣闭锁,即导致肿瘤与回盲瓣双端闭锁,形成闭袢,使该段结肠内大量积液。后者指乙状结肠连同系膜扭转而导致该段肠曲双端闭锁,内含大量液体,形同马蹄状,其圆弧部向上,两肢向下并拢达左下腹梗阻点,这种特征性的表现可在立位X线平片时清晰显示;钡剂灌肠时,完全梗阻的患者表现为钡剂充盈乙状结肠下部,向上逐步变细,并指向一侧,呈鸟嘴状(图3-2-3)。

梗阻近侧结肠胀气扩大并积液。胀气扩大的结肠可显示出结肠袋且整个结肠均位于腹部周围,借以可与小肠区别。

4. 麻痹性肠梗阻

麻痹性肠梗阻(paralytic obstruction)又称肠麻痹。肠管均处于麻痹扩张状态,无器质性狭窄。常见于急性腹膜炎、脓毒败血症、腹部术后、低血钾症、严重外伤或外伤性休克及腹膜后间隙感染或血肿等。腹部X线平片及CT扫描表现包括肠曲胀气累及大肠与小肠,多呈中等度胀大,肠内气体多,液体少,致肠内液面较低,甚或肠内几乎全为气体,通常以全结肠充气为诊断本症的重要依据。

(二)诊断与鉴别诊断

肠梗阻诊断的首选检查方法为X线平片,肠梗阻可产生一系列梗阻征象及病因性征象,如肠曲胀气扩大、肠内高低不等的气液平面、肠曲活动受限等。结合临床表现,通过X线平片不仅可以明确梗阻与否,且可诊断梗阻的类型,梗阻的平面和梗阻是否完全抑或不完全。对诊断形成梗阻的病因也有一定的价值。X线平片结合超声检查对上述征象的识别,将会有一定的提高。随着影像学的发展,CT在急腹症诊断中的作用日趋重要,尤其是螺旋CT的应用对一些病情危重、肥胖或不能配合检查的患者尤为方便,有利于发现腹腔包裹性及游离气体、液体与肠坏死,判断梗阻的部位与原因,若平扫仍不能明确诊断时,可用增强扫描,以提供更精确、全面的诊断。

鉴别诊断上,主要应将因腹膜腔炎症所致的反射性肠郁张与单纯麻痹性肠梗阻加以区分,后者一般不具有腹膜炎的影像学表现,可应用超声检查或 CT 扫描加以明确。

二、胃肠道穿孔

胃肠道穿孔常继发于溃疡、创伤破裂、炎症及肿瘤,其中胃十二指肠溃疡为穿孔最常见的原因。创伤破裂通常发生于肠管,多由闭合性损伤引起。肿瘤穿孔是因肿瘤坏死,以及肿瘤引起的肠梗阻所致。此外,肠伤寒、局限性肠炎、坏死性肠炎和溃疡性结肠炎也可造成肠穿孔。

胃十二指肠溃疡穿孔多发生在前壁,穿孔直径一般为 0.5 cm。穿孔的同时胃十二指肠内的气体和内容物流入腹腔,引起气腹和急性腹膜炎。慢性穿孔多发生在后壁,穿透前浆膜与附近组织器官粘连,有时溃疡虽很深,但内容物不流入腹腔。由于小肠肠曲彼此紧靠,穿孔后纤维蛋白沉着,相互粘连而穿孔很快被封闭,且小肠气体少,故小肠内容物流出少,也较少造成气腹。结肠气体量较多,穿孔后肠内容物随大量气体流入腹腔,导致气腹和局限性或全腹膜炎。

临床特点是起病骤然,腹膜刺激症状。

(一)影像学表现

1. X 线表现

(1)气腹(图 3-2-4):X 线腹部平片显示气腹后,首先应排除非胃肠穿孔所致之气腹,还应注意虽然穿孔但无气腹。在 X 线检查中,以游离气腹最重要。应注意几种情况:① 胃、十二指肠球部及结肠,正常时可以有气体,因此穿孔后大都有游离气腹征象;② 小肠及阑尾,正常时一般无气体,穿孔后很少有游离气腹征象;③ 胃后壁溃疡穿孔,胃内气体可进入小网膜囊,如网膜孔不通畅,气体则局限在网膜囊内,立位照片于中腹显示气腔或气液腔,即网膜囊上隐窝充气,而气体并不进入大腹腔;④ 腹膜间位或腹膜后空腔器官向腹膜后间隙穿孔,气体进入肾旁前间

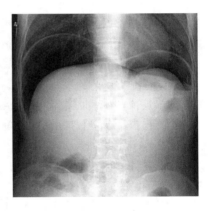

图 3-2-4　游离气腹

隙,还可进入腹膜后其他间隙,出现腹膜后间隙充气征象,而腹腔内并无游离气体。因此,没有游离气腹征象并不能排除胃肠道穿孔。

(2)腹腔内积液及气液征象:是胃肠穿孔后,胃肠内容物进入腹腔引起的化学性和细菌性腹膜炎征象,还可出现相邻胁腹脂线变模糊、肠曲反应性淤积、肠麻痹等征象。

(3)腹腔脓肿征象:局限性腹膜炎可形成腹腔脓肿,多位于腹腔间隙或隐窝中,常以腹壁、器官及韧带形成脓腔壁。主要 X 线表现:① 可见气液空腔或气泡征象;② 脓腔无气体时,表现软组织肿块影;③ 脓肿相邻器官受压移位;④ 脓肿周围炎性浸润,相邻脂肪线增宽、密度增高或消失;⑤ 炎症扩散,相关间隙、隐窝因脓液引流而形成新的脓肿,因此有时可见多发脓肿征象;⑥ 上腹腔淋巴炎性引流,可出现胸腔积液、肺底炎症

及小叶肺不张等；⑦膈下脓肿出现压迫膈、肝等征象。结肠旁脓肿位于结肠旁沟时，结肠旁沟增宽，邻近结肠受压移位。盆腔脓肿常使相邻盆壁脂肪线发生改变，直肠受压向对侧移位。

2. CT表现

胃肠穿孔后腹腔积液，CT检查可确认积液及积液的部位和量，特别是能显示少量积液。如横结肠系膜上方的腹腔积液最初位于肝后下间隙内，居肝右叶后内侧与右肾之间，是横结肠系膜上方腹腔最低处，表现为围绕肝右叶后内缘的水样密度。横结肠系膜下方的积液，早期位于盆腔的膀胱直肠陷窝或子宫直肠陷窝内，表现为边界清晰水样密度，其后可延伸至结肠旁沟内。大量积液时，小肠漂浮，集中在前腹部，这时低密度脂肪性的肠系膜在周围腹水衬托下可清楚显示。而小网膜囊积液于胃体后壁与胰腺之间呈水样低密度区，大量积液时，脾胃韧带受推移。

CT对于腹腔脓肿的显示较X线清晰，而且对比增强扫描可见脓肿壁呈环状强化。

3. 超声检查

胃肠道穿孔主要表现是腹腔内游离气体和游离液体。超声检查在腹腔高位处，见闪烁强回声，后方伴部分声影。胃肠道穿孔后，内容物流入腹腔，腹膜受刺激而产生渗出液，局部出现腹水征象以及局限性或全腹膜炎征象。

（二）诊断与鉴别诊断

胃肠道穿孔以胃、十二指肠溃疡穿孔最常见。穿孔穿入腹膜腔内时，主要出现气腹、腹液、腹脂线异常及麻痹性肠胀气等影像征象。一般不难诊断。

胃前壁穿孔在腹膜腔内形成游离性气体，但要注意后壁穿孔的气体局限于小网膜囊内；腹膜间位或腹膜后空腔器官向腹膜后间隙穿孔，气体进入并积存于肾旁前间隙及腹膜后其他间隙，而腹腔内并无游离气体。因此，没有游离气腹并不能排除胃肠穿孔。继发腹膜炎征象，主要是腹液、邻近胁腹脂线变模糊、邻近肠曲反应性淤积及肠麻痹，对诊断也有一定价值。

原发性腹膜炎无气腹征象，可与胃肠穿孔所致腹膜炎区分。总之，胃肠道穿孔以X线透视、腹部平片检查为主，结合临床症状、体征和发病经过，易明确诊断。CT和超声检查则主要用于检查胃肠道穿孔后的并发症。

三、腹部外伤

腹部外伤（abdominal trauma）主要是指腹部受到外力的撞击而产生的闭合性损伤。可累及实质性脏器如肝、脾、肾及空腔脏器，可发生在腹膜腔或腹膜后。现主要简介实质性脏器外伤的影像学检查，诊断要求明确损伤脏器及损伤的类型，以及腹膜腔与腹膜后间隙受累情况。

实质脏器闭合性外伤可在实质内或包膜下形成血肿，可合并邻近腹腔间隙、陷窝内积血。

空腔脏器外伤性破裂依受累脏器位于腹膜内或腹膜外而有不同改变。例如，胃、空肠、回肠、横结肠等发生破裂，其胃肠内容物及出血进入腹膜腔可导致急性腹膜炎。而十二指肠降、升段或升、降结肠向后方破裂,肠内容物及出血则进入到腹膜后间隙。在临床表现上,暴力点及体征方面也各有一定特点。实质性脏器损伤的发生率依递减顺序为脾、肝、肾、胰等。

（一）影像学表现

（1）实质脏器包膜下破裂。超声检查肝、脾、肾包膜基本上完整,肝、脾、肾切面形态失常,其表面与腹壁间见扁圆形代表血肿的无回声区,内部可见散在小光点回声,并有飘浮感,血肿位置若较深,在肝、脾实质周边出现边缘不清低回声或边界清晰的无回声区,有时还可见条索状间隔回声,为血凝块所致。CT扫描前述血肿区呈高或等密度影,脏器实质可显压迫内陷（图3-2-5）。

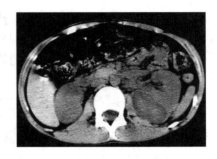

图3-2-5　肾破裂并肾包膜下积血

（2）实质脏器内破裂。在超声及CT扫描中,在肝、脾、肾实质内可显示血肿征象。超声呈局限性边界不清的不规则低回声区,其内部有小片状无回声区及不规则回声增强等。对于一些肝、脾挫伤,病灶密度与邻近正常组织大致相仿,CT平扫往往容易漏诊,这时增强扫描有重要的价值。急性出血,其CT平扫时病变区密度可以增高;血较久,其出血部位CT平扫,密度可以较低。

（3）实质脏器破裂。其包膜不完整,超声及CT扫描不一定显示。但于膈下、肝肾陷窝、盆腔及左右结肠旁沟区域均可识别积血,超声显示积血形成的无回声区,CT扫描显示积液,并可见相应的肝、脾、肾脏内的前述改变。

（二）诊断与鉴别诊断

腹部闭合性损伤影像学表现:脏器实质内或包膜下血肿、腹腔内积气、积血、急性腹膜炎征象等。结合明确的外伤史、相应的临床症状与体征,诊断并不难。

腹部闭合性损伤首选的检查方法是CT检查,有很高的敏感性与特异性,且可明确损伤的类型与范围,必要时行CT增强扫描可提供更多的诊断信息;超声检查也有一定的诊断价值,而X线平片则提供的诊断依据不多,腹部平片结合超声检查可互补其不足。

腹部闭合性损伤常需与非外伤性出血,如脾自发性破裂、肝癌破裂等鉴别,结合临床、超声及CT表现不难区分。

任务3　食管病变

一、食管异物

食管异物（foreign body of esophagus）是指某种物质嵌顿于食管内不能通过,异物分为阳性异物和阴性异物,阳性异物也称为不透光X线异物,包括硬币、义齿、骨骼、别针等。阴性异物也称透光 X 线异物,包括果壳、肉块、鱼刺、塑料制品等。食管异物易停留在食管的 3 个生理性狭窄的地方,好发部位是食管入口处,其次是主动脉压迹处和左主支气管压迹处,横膈裂孔处较少。

食管异物可损伤食管壁,引起局部食管壁充血、水肿,甚至形成溃疡。尖锐异物可穿破食管壁引起食管周围炎、纵膈炎症,甚至脓肿形成。临床表现有明显的异物吞咽史,主要症状是异物感、作呕和因异物刺激出现的频繁吞咽动作,若损伤食管壁引发穿孔出血或者感染时可继发复杂的感染症状,如发热、白细胞增高等。

(一)影像学表现

不透光 X 线异物多为金属异物,普通透视就能明确异物的位置、大小、形状,异物多呈现特殊状态的高密度影。食管内不透光的扁平异物,如硬币由于食管的横径大于前后径,常与冠状位一致,与气管异物不同,气管异物一般呈矢状位。不规则阳性异物,正位不能确定异物是在气管还是食管内,需做侧位观察,食管异物位于气管影的后方(图 3-3-1)。

可透光 X 线异物,在单纯的透视检查时不能被显示,需行食管钡餐检查和钡棉实验,较大的嵌顿性异物显示钡剂、钡棉通过受阻,或者可见异物形状的充盈缺损,异物较小时产生部分梗阻,可见钡剂偏向一侧或者绕过异物分流而下,少量钡剂涂抹于异物表面可勾画出异物的形状(图 3-3-2)。

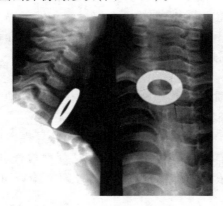

图 3-3-1　食管阳性异物

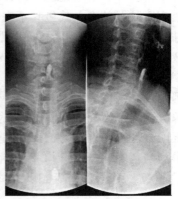

图 3-3-2　食管钡棉实验

(二)诊断与鉴别诊断

鉴别诊断主要是与气管异物的鉴别。

二、食管静脉曲张

食管静脉曲张(esophageal varices)是指食管任何部位的静脉回流障碍所致的疾病,根据曲张的起始部位分为起自食管下段的上行性食管静脉曲张与起自食管上段的下行性食管静脉曲张,前者占大多数,故一般所说的静脉曲张指的是上行性静脉曲张,是门静脉高压的重要并发症,常见于肝硬化,是指原本应该汇入门静脉系统而回流至心脏的静脉血液无法流入,淤积在管腔里使静脉异常地扩张而且不能回缩至正常,静脉壁没有弹性,血液多了就会扩张,失去正常的管径,就是静脉曲张。

正常情况下,食管下半段的静脉网与门静脉系统的胃冠状静脉、胃短静脉之间存在吻合。当门静脉血液受阻时,来自消化器官及脾等的回心血液不能进入肝,而被迫另找出路,大量血液通过胃冠状静脉和胃短静脉进入食管黏膜下静脉和食管周围静脉丛,经奇静脉进入上腔静脉,于是形成食管和胃底静脉曲张,X 线检查是发现食管静脉曲张的有效、简便而安全的一种方法。食管静脉由于曲张变薄,易被粗糙的食物损伤导致呕血或者柏油样大便,呕血往往是突然发作,新鲜血色涌吐而出,甚至呈喷射状,严重的患者可突然出现休克。门静脉高压所致的静脉曲张多伴有脾肿大,脾功能亢进,肝功能异常及腹腔积液等表现。

(一)影像学表现

早期食管静脉曲张发生于食管下段,表现为黏膜皱襞稍增宽或略为迂曲,有时因皱襞显示不连续而如虚线状,管壁边缘也稍不整齐,钡剂通过良好。典型表现为食管中下段的黏膜皱襞明显增宽、迂曲,呈蚯蚓状或串珠状充盈缺损,管壁边缘呈锯齿状,不规则,蠕动减弱,排空延迟(图 3-3-3),胃底静脉曲张则表现为胃底贲门附近黏膜皱襞呈多发结节状充盈缺损,此时若行 CT 增强扫描则曲张静脉均一强化,并可见食管中下段旁周和肝胃韧带区出现卵圆形、蚯蚓状迂曲软组织影。

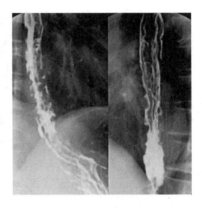

图 3-3-3　食管静脉曲张

发现和诊断静脉曲张的注意点:(1) X 线检查是发现诊断食管静脉曲张的有效、安全简便的方法,所以 X 线检查是首选。呕血期间应禁止该项检查。(2)钡剂的黏稠度和量必须适当,太稠会遮住病变,太稀无法显示黏膜,故应用小口中等稠钡,平静呼吸下憋气,或取卧位检查为宜,必要时注射低张药物如 654-2 来降低食管张力,减少分泌,有利于显示静脉曲张。

(二)诊断与鉴别诊断

(1)食管静脉曲张应与中或下段增殖型食管癌鉴别:① 食管增殖型癌呈皇息肉状或分叶状充盈缺损,管壁僵硬,不能扩张,病变范围短并与正常食管分界清楚。② 食管静脉曲张呈广泛的蚯蚓状或串珠状充盈缺损,管壁凹凸不平,柔软可扩张。③ 钡剂检查:食管增殖型癌钡剂通过狭窄段受阻,其上端食管扩张;食管静脉曲张钡剂通过食管延缓,无梗阻。

(2)食管静脉曲张应与唾液气泡影相鉴别,唾液气泡影所形成的充盈缺损,可以随钡剂下移至胃内而消失,但食管静脉曲张不会。

(3)食管静脉曲张应与膈上疝囊出现粗大的胃黏膜的食管裂孔疝相鉴别,食管静脉曲张吞钡显示黏膜增粗,迂曲呈串珠状,临床上有门静脉高压病史、呕血。

三、贲门失弛缓症

贲门失弛缓症（achalasia of cardia）是指食管运动性功能障碍性疾病中的一种,系指食管下端和贲门部神经肌肉运动功能障碍,而食管下端括约肌弛缓不全,食物无法顺利通过而滞留,从而逐渐使食管张力、蠕动减低及食管扩张的一种疾病。

本病有原发性和继发性之分,原发性一般认为是神经源性疾病,是肌间奥厄巴赫神经节细胞变性减少或缺乏,支配食管的迷走神经背侧运动核变性所致。继发性可由迷走神经切断、重症肌无力等引起。本病发病缓慢,病程长,主要临床表现为吞咽困难,严重者可有呕吐。

（一）影像学表现

透视或平片上轻度的贲门失弛缓症可无明显异常,重度者可见纵膈影增宽,呈带状,立位纵膈影内可见气液平面。因气泡不能进入胃内,胃泡多不明显或者消失。钡餐检查是贲门失弛缓症的首选检查方法。钡餐检查钡剂常难以通过贲门部而潴留于食管下端,常呈间隙性流入胃内,食管下段显示漏斗形或鸟嘴样狭窄,其上段食管呈现不同程度的扩张、狭窄处长短不一,边缘光滑,呈光滑的细条状影（图 3-3-4）。食管蠕动减弱或消失,第 3 收缩波频繁出现。如予热饮,舌下含服硝酸甘油片或吸入亚硝酸异戊酯,可见食管贲门弛缓,钡剂可通过狭窄段进入胃内。

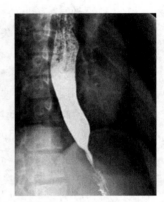

图 3-3-4　贲门失弛缓症

（二）诊断与鉴别诊断

食管贲门失弛缓症需与食管下段浸润性癌相鉴别:后者食管狭窄段与正常分界截然,边缘不规则,黏膜皱襞破坏,狭窄段并不随呼吸动作、钡剂量的多少或解痉药的应用而改变。前者食管下端狭窄呈移行状,边缘光滑,黏膜正常,口服解痉药后狭窄段扩张。

四、食管良性肿瘤

食管良性肿瘤少见,其中大多数为食管平滑肌瘤。食管平滑肌瘤（leiomyoma of esophagus）为黏膜下壁内肿瘤,大多数起源于管壁的平滑肌。

肿瘤瘤质坚韧,多有完整的包膜,表面光滑。主要向腔内外膨胀性生长,生长缓慢。肿瘤绝大部分为单发,可发生于食管任何部位,以中段最多见,下段次之,上段最少。一般表现为较轻的吞咽梗阻感或胸骨后钝痛。症状多呈间歇性发作。另可伴有上腹部不适、反酸、嗳气及食欲下降等。

（一）影像学表现

X 线食管钡餐检查是本病的主要诊断方法,结合临床表现,往往可以一次造影确诊。腔内钡餐造影,充盈缺损是主要表现,缺损呈圆形或椭圆形,边缘光滑锐利,与正常食管分界清楚。充盈缺损上下端与正常食管交界角随肿瘤突入管腔多少而呈锐角或轻度钝角。正位时与食管长轴垂直的肿瘤轮廓由于钡餐的对比显示为半圆形阴影,出现

"环形征"。肿瘤处黏膜被顶出,皱襞消失,该处钡剂较周围少,成一薄层,形成"瀑布征"或"涂抹征"。肿瘤大的在充盈缺损所在部位可见软组织阴影,透视下观察钡剂通过情况,在肿瘤上方稍停一下,然后在肿瘤与对侧食管壁间呈带状通过,状如小沟(图 3-3-5)。肿瘤附近的食管壁柔软,收缩良好,近端食管不扩张。较大的肿瘤或者向壁外生长的肿瘤可借助 CT 检查了解其大小、形态、边缘、密度及邻近脏器的关系。

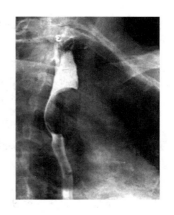

图 3-3-5　食管平滑肌瘤

(二)诊断与鉴别诊断

(1)食管平滑肌瘤与食管恶性肿瘤相鉴别:恶性肿瘤的充盈缺损是不规则的,表面黏膜破坏,多数有不规则的龛影,并造成管腔狭窄和梗阻。

(2)食管平滑肌瘤与血管异常引起的食管压迹相鉴别:血管压迹常在主动脉弓附近,其边缘光滑,上缘下呈斜坡状,没有"环形征",可见搏动。

(3)食管平滑肌瘤与纵膈肿瘤相鉴别:中后纵膈肿瘤常向外压迫食道,形成局限性压迹并移位,压迹上下边缘与正常食管为渐进性,纵膈肿块的直径大于压迹的直径。

(4)食管平滑肌瘤与纵膈内淋巴结肿大的鉴别:纵膈淋巴结肿大,外压或浸润食道时,单纯依靠 X 线鉴别有困难,常需结合临床和食道镜检查。

五、食管癌

食管癌(esophageal carcinoma)好发于 40 ~ 70 岁的男性,为我国最常见的恶性肿瘤之一,也是食管最常见的疾病。在我国发病率北方高于南方,男性多于女性。

食管癌的病因尚无结论性意见,与多种因素有关,如饮酒过量,吸烟,食入过量亚硝酸盐、霉菌素类等,本病常见于中段食管黏膜,以鳞状上皮癌多见,腺癌和未分化癌少见,腺癌的恶性程度高,易转移。因为食管组织无浆膜层,癌组织易穿透肌层侵及邻近的器官,转移途径多为淋巴道或者血性转移。如果癌仅侵及黏膜、黏膜下层不论有无淋巴结转移多为浅表食管癌,其中无淋巴结转移的为早期食管癌。食管癌早期很少有症状,或仅有间歇性的食物通过而产生滞留感或异物感等,常不易引起注意,中晚期食管癌随着肿瘤的逐渐增大,才有明显的持续性与进行性的吞咽困难。食管癌的病理形态分为 3 型:① 浸润型:管壁呈环状增厚、管腔狭窄;② 增生型:肿瘤向腔内生长,形成肿块;③ 溃疡型:肿块形成一个局限性大溃疡,深达肌层。以上各型可混合出现。

(一)影像学表现

1. X 线表现

早期食管癌只侵犯黏膜和黏膜下层,范围局限,症状轻微,必须进行细致的检查才能做出诊断。其 X 线表现:① 病变区黏膜皱襞增粗、迂曲、紊乱、毛糙和中断;② 在紊乱毛糙的黏膜面上出现一些 0.2 ~ 0.4 cm 的小龛影;③ 出现局限性小充盈缺损,直径约 0.5 cm,最大不超过 2 cm;④ 食管壁一小段柔软度和舒张度减低。此外可出现病变区钡剂通过减慢和痉挛表现。正确的检查方法是诊断早期食管癌的重要环节,应拍摄良好的食管双重造影像,清晰显示黏膜的细微结构,才能早期发现。

中晚期食管癌的 X 线表现可概括为以下几点:① 黏膜皱襞消失、中断、破坏,代之以癌瘤表面杂乱不规则的影像;② 管腔狭窄,在典型浸润型癌(图 3-3-6),肿瘤表现为环状狭窄,狭窄范围一般局限,为 3 ~ 5 cm,边缘较整齐,与正常区分界清楚。钡餐通过受阻,其上方食管扩大。管腔狭窄也见于各型食管癌的进展期,范围常较大,轮廓不规则、不对称,管壁僵硬;③ 腔内充盈缺损,癌瘤向腔内突出,造成形状不规则、大小不等的充盈缺损,是增生型癌的主要表现(图 3-3-7);④ 不规则的龛影(图 3-3-8),见于溃疡型癌,可见一个较大、轮廓不规则的长形龛影,其长径与食管的纵轴一致,其周围有不规则的充盈缺损。向食管壁内或管外生长的肿瘤可形成纵膈内肿块影。

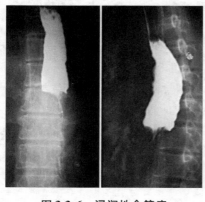 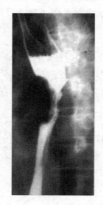 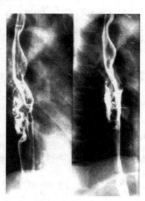

图 3-3-6　浸润性食管癌　　　　图 3-3-7　增生性食管癌　　　图 3-3-8　溃疡性食管癌

不同部位的食管癌有其特殊的表现。食管上端癌使气管后软组织影增宽,喉向前推移,钡剂易反流入气管。食管下端癌常为胃贲门癌向上发展所致,有时可在胃贲门部和胃泡内见到软组织块影,或贲门附近的侵犯。某些有吞咽困难、食管检查阴性的患者,尤应注意贲门和胃底的情况。

食管癌的并发症可产生相应的 X 线表现。食管癌穿孔形成瘘管,可见造影剂逸出食管轮廓之外。癌瘤穿入纵膈可造成纵膈炎和纵膈脓肿,使纵膈影增宽,有的可见液面,其中有钡剂进入。并发食管气管瘘,则钡剂经瘘管进入相应的支气管,使之显影(大多为左下叶)。食管癌有胸内淋巴结转移,发展够大时可造成肺门增大,呈结节状,使上纵膈增宽。明显增大的淋巴结可使食管发生移位。X 线检查对判断肿瘤能否切除及预后有较大价值,而 CT 检查对食管癌的分期,可切除性及预后的判断更为精确。

2. CT 表现

CT 主要可显示肿瘤与食管腔外部与周围组织、邻近器官的关系,了解有无浸润侵犯及有无淋巴结的转移。平扫可见食管壁环形增厚,腔内可见软组织肿块影,管腔狭窄,如果食管周围脂肪层模糊消失,则提示食管癌外侵,同时可显示纵膈内增大的淋巴结。增强扫描时瘤体轻度强化,较小瘤体强化均匀,较大瘤体强化不均匀,常合并低密度坏死灶。

（二）诊断与鉴别诊断

（1）早期食管癌 X 线表现并不具有特征性,重点在于发现病变所在,结合内窥镜和病理改变方可诊断,中晚期食管癌 X 线表现典型。

（2）少数食管癌与贲门失弛缓症相鉴别:后者见于 20～40 岁女性,病史长,食管下端狭窄呈漏斗状、萝卜根状、边缘光滑,管壁柔软,服用硝酸异戊酯可缓解,后者食管下段不规则狭窄,壁僵硬,服用硝酸异戊酯不宜缓解,黏膜皱襞可见破坏中断现象。

（3）与食管静脉曲张相鉴别:食管静脉曲张常有肝硬化、门静脉高压病史,食管黏膜皱襞呈串珠状、蚯蚓状充盈缺损,但无明显破坏中断,管壁柔软,管腔可扩张,与食管癌不难鉴别。

（4）与食管平滑肌瘤鉴别:食管平滑肌瘤充盈缺损形态规则,可见"环形征",黏膜皱襞展平,消失,但无破坏,中断壁柔软。食管癌充盈缺损形态不规则,可有龛影,管腔狭窄,壁增厚,黏膜皱襞可见破坏中断。

任务4 胃部病变

一、胃炎

胃炎（gastritis）是指各种病因引起的胃黏膜的炎症,病变多局限于黏膜层,但也可见累及胃壁深层组织。按发病急缓和病程的长短分为急性胃炎（acute gastritis）和慢性胃炎（chronic gastritis）两大类。

（一）急性胃炎

急性胃炎（acute gastritis）是指各种原因引起的急性广泛性或局限性胃黏膜炎症反应。引起急性胃炎的原因很多,有化学原因、物理原因、药物原因、毒素原因和应激状态等。临床上一般分为急性单纯性胃炎、急性糜烂性胃炎、急性腐蚀性胃炎和急性化脓性胃炎 4 种,尤以前两种为多见。

1．临床与病理

急性胃炎患者常有上腹疼痛、恶心、嗳气、呕吐和食欲减退等。其临床表现常轻重不等,但发病均急骤,大多有比较明显的致病因素,如暴饮暴食、大量饮酒或误食不洁食物、受凉、服用药物等。胃镜下观察胃黏膜改变轻重不一,可有充血、水肿、糜烂,甚至于溃疡或者出血等变化,胃壁可增厚变硬,晚期引起纤维增生,胃腔狭窄等（图3-4-1）。

2．影像学表现

本病根据临床症状和病史多可做出诊断,一般不依赖影像学检查,轻微者 X 线影像,无明显阳性

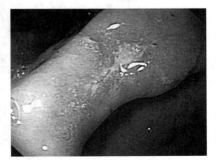

图3-4-1 胃粘膜糜烂、充血

征象,较重者可有胃内滞留液增多,胃黏膜增粗模糊等非特异性征象。

(二)慢性胃炎

慢性胃炎的病因迄今尚未完全阐明,一般认为幽门螺旋杆菌感染为慢性胃炎的最主要的病因,但其他物理性、化学性及生物性有害因素长期反复作用于易感人体也可引起本病。病因持续存在或反复发生即可形成慢性病变。胃炎分类方法很多,根据胃黏膜的组织学改变,一般分为浅表性胃炎、萎缩性胃炎与肥厚性胃炎,前两者多见。

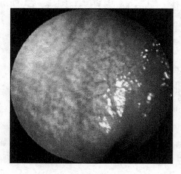

图 3-4-2　胃镜下萎缩性胃炎

1. 临床与病理

(1)浅表性胃炎:病变局限于黏膜表面,不累及腺管,有炎症细胞浸润,病变严重者上皮层脱落,黏膜糜烂。

(2)萎缩性胃炎(图 3-4-2):炎症范围扩展到黏膜全层,另外主要改变为腺体数目减少甚至消失,有时发生肠上皮化生。

(3)肥厚性胃炎:黏膜和黏膜下层肥厚,腺管发生破坏、修复最终导致纤维增生及囊性变。临床表现不一致,症状轻重与胃黏膜的病变程度并非一致,部分患者可无症状,部分可有明显的消化不良症状,如上腹疼痛和饱胀感等。

2. 影像学表现

钡餐检查是慢性胃炎的常用检查方法,但要明确病理的分类和程度,需结合胃镜检查和胃黏膜活检。慢性浅表型胃炎较轻时常无 X 线异常表现,中度以上才有黏膜皱襞的增粗、紊乱,局部可有压痛,胃壁柔软,胃小区、胃小沟改变也轻微。慢性肥厚性胃炎(图 3-4-3)表现为黏膜皱襞的增粗、迂曲、紊乱,走向异常,胃体部黏膜可宽达 1 cm 以上,胃体小弯侧的黏膜失去小弯平等的特征,呈弯曲、交叉状。

严重时胃底及大弯侧胃壁更加凹凸不平,呈息肉状充盈缺损,加压时增粗的黏膜皱襞形态可以改变,双对比时,可表现为胃小沟增宽,胃小区增大,胃分泌功能亢进,可见胃空腹潴留液,蠕动增强;部分萎缩性胃炎,胃黏膜稀少,甚至消失,轮廓较光滑,双对比时胃小沟浅而细,胃小区显示不清(图 3-4-4)。

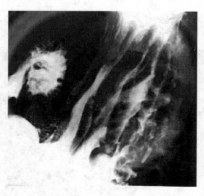

图 3-4-3　肥厚性胃炎

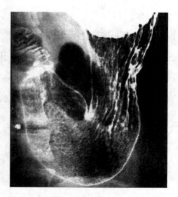

图 3-4-4　萎缩性胃炎

3. 诊断与鉴别诊断

以上症状只能诊断为慢性胃炎,而进行胃炎分类较困难,应结合临床,必要时做活体组织检查。

二、胃溃疡

胃溃疡(ulcer of the stomach)是常见病,好发年龄在 20~50 岁,常单发,好发于胃角附近和胃窦部,其他部位少见。

(一)临床与病理

病理改变主要为胃壁溃烂缺损,形成壁龛。溃疡从黏膜开始并侵及黏膜下层,常深达肌层,其直径多为 5~20 mm,深为 5~10 mm。溃疡口部周围呈炎性水肿。慢性溃疡如深达浆膜层时,称穿透性溃疡。如浆膜层被穿破且穿入游离腹腔者为急性穿孔。后壁溃疡易致慢性穿孔,与网膜、胰等粘连甚至穿入其中。溃疡周围具有坚实的纤维结缔组织增生者,称为胼胝性溃疡。溃疡愈合后,常有不同程度的瘢痕形成,严重者可使胃和十二指肠变形或狭窄。溃疡常单发,少数为多发。胃和十二指肠同时发生的溃疡称为胃复合性溃疡。

本病的临床表现主要是上腹部疼痛,具有反复性、周期性和节律性的特点。严重者可继发大出血和幽门梗阻。胃溃疡可恶性变。

(二)影像学表现

胃溃疡的 X 线表现因溃疡的形状、大小、部位病理不同而异,可分为两类,直接征象溃疡本身的改变,间接征象溃疡所致的功能性改变。

(1)胃溃疡的直接征象为龛影(图 3-4-1)。多见于小弯,切线位呈乳头状、锥状或其他形状,边缘光滑整齐,密度均匀。底部平整或稍不平。龛影口部常有一圈黏膜水肿所造成的透明带。这种黏膜水肿带是良性溃疡的特征,依其范围而有不同的表现:① 黏膜线,为龛影口部一条宽 1~2 mm 的光滑整齐的透明线;② 项圈征(图 3-4-6),龛影口部的透明带宽 0.5~1 cm,如一个圈;③ 狭颈征(图 3-4-5),龛影口部明显狭小,使龛影犹如一个狭长的颈。慢性溃疡周围的瘢痕收缩,造成黏膜皱襞纠集。这种皱襞如车轮状向龛影口部集中且到达口部边缘并逐渐变窄,是良性溃疡又一特征。以上这些X 线征象经双重造影和加压法较易显示。

(2)胃溃疡引起的功能性改变包括:① 痉挛性改变,表现为胃壁上的凹陷(又称切迹);小弯龛影时,在大弯的相对处出现深的痉挛切迹,犹如一个手指指向龛影;胃窦痉挛或幽门痉挛也很常见;② 分泌增加,使钡剂不易附着于胃壁,液体多时在胃内形成液面;③ 胃蠕动增强或减弱,张力增高或减低,排空加速或减慢。此外,龛影处常有不同程度的压痛。溃疡好转或愈合时,功能性改变也常随之减轻或消失。胃溃疡引起的瘢痕性改变可造成胃的变形和狭窄。小弯溃疡可使小弯缩短,致幽门与贲门靠近。也可以使胃体呈环状狭窄而形成"葫芦胃"。幽门处溃疡可造成幽门狭窄和梗阻。

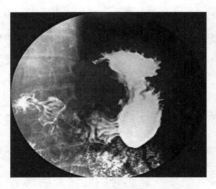 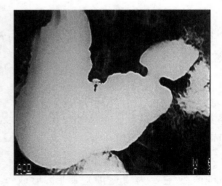

图 3-4-5　胃小弯侧胃溃疡(仰卧位)　　　图 3-4-6　胃小弯侧胃溃疡(俯卧位)

（3）胃溃疡的特殊表现：① 穿透性溃疡，龛影深而大，深度和大小均超过 1 cm，龛影周围常有范围较大的水肿带；② 穿孔性溃疡，龛影甚大，如囊袋状，其中常出现液面分层现象，即分为气、液、钡 3 层或气、钡 2 层现象，但这种表现并非穿孔性溃疡所特有；③ 胼胝性溃疡，龛影较大，达 1.5 ~ 2 cm，深度一般不超过 1 cm。龛影口部有一圈较宽的透明带，其边界清楚而整齐，常伴有黏膜皱襞纠集，这种溃疡与恶性溃疡难于鉴别；④ 多发性溃疡，在胃内同时发生 2 个以上溃疡，称为多发性溃疡，多在 2 ~ 4 个之间，呈圆形或不规则形，多见于胃体部，X 线呈多发龛影，黏膜纠集紊乱，变形呈多样化。

（4）胃溃疡愈合的 X 线表现：龛影变浅变小，周围水肿减轻或消失，较大溃疡愈合后可遗留一些瘢痕，使局部胃壁平坦而蠕动呆滞，该处皱襞可平坦或纠集，但无龛影。较小溃疡愈合后可不留痕迹。

（5）慢性胃溃疡发生恶变且发展到一定阶段，可在良性溃疡表现的基础上出现一些恶性表现：① 龛影周围出现小结节状充盈缺损，犹如指压迹；② 周围黏膜皱襞呈杵状增粗或中断；③ 龛影变为不规则或边缘出现尖角征；④ 治疗过程中龛影增大，胃溃疡恶变发展到后期，与溃疡型癌的表现一样，统称为恶性溃疡癌；⑤ 局部蠕动波减弱。

（三）诊断与鉴别诊断

胃溃疡根据其典型的表现，一般不难诊断，但有时因瘢痕组织的不规则增生或溃疡比较扁平，易与恶性溃疡相混淆，胃恶性溃疡与良性溃疡的鉴别诊断（表 3-4-1、图 3-4-7、图 3-4-8）；应从龛影的形状，龛影口部的充钡状态及周围的黏膜皱襞情况，邻近胃壁的柔软和蠕动等做综合分析，才能得到较正确的结论。

表 3-4-1　良、恶性胃溃疡的 X 线鉴别诊断

鉴别方面	良性溃疡	恶性溃疡
龛影形状	圆形或椭圆形，边缘光滑整齐	不规则，扁平，有多个尖角
龛影位置	突出于胃轮廓外	位于轮廓之内
龛影周围和口部	黏膜水肿的表现：黏膜线、项圈征、狭颈征等；黏膜皱襞向龛影集中直达龛口	指压迹样充盈缺损，有不规则环堤，黏膜皱襞中断、破坏
附近胃壁	柔软，有蠕动波	僵硬，峭直，蠕动消失

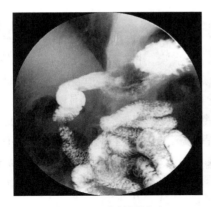
图 3-4-7　良性胃溃疡

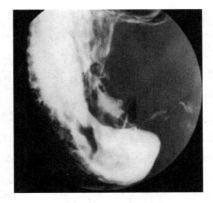
图 3-4-8　恶性胃溃疡

三、胃癌

胃癌(gastric carcinoma)是胃肠道最常见的肿瘤,好发于 40～60 岁。可发生在胃的任何部位,以胃窦、小弯和贲门区常见。

(一)临床与病理

我国胃癌发病率在各种恶性肿瘤居于首位,胃癌的组织学类型为腺癌、黏液腺癌、印戒细胞癌、低分化腺癌和未分化癌,以腺癌多见。

当前国内外多采用日本内镜学会提出的早期胃癌定义和分型方法。早期胃癌指癌限于黏膜或黏膜下层,而不论其大小或有无转移。早期胃癌依肉眼形态分为 3 个基本型,包括混合型(图 3-4-9)。

1. 隆起型(Ⅰ型)

肿瘤呈息肉状向腔内突出,高度超过 5 mm。

2. 浅表型(Ⅱ型)

肿瘤表浅,平坦,其中 3 个亚型的隆起及凹陷均不超出 5 mm:(1)浅表隆起

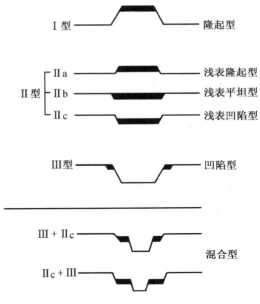
图 3-4-9　早期胃癌分型

型(Ⅱa 型),表面轻度隆起,高度不超出 5 mm;(2)浅表平坦型(Ⅱb 型)表面几乎与周围胃黏膜几乎同高,无隆起或凹陷;(3)浅表凹陷型(Ⅱc 型)表面有轻度癌性糜烂或浅的凹陷,深度不超出 5 mm。

3. 凹陷型(Ⅲ型)

肿瘤形成明显凹陷不规则,超过 5 mm。

4. 混合型

以上形态混合存在。

进展期胃癌,是指癌组织浸润可达肌层甚至浆膜,并常有扩散或者转移,按胃癌的大体形态常将胃癌分为 3 型(图 3-4-10):(1)蕈伞型(息肉型、肿块型、增生型):癌瘤向胃腔内生长,表面大多高低不平,如菜花样,常有糜烂,与周围壁有明确的分界;(2)浸润型(硬癌):癌瘤沿胃壁浸润生长,常侵犯胃壁各层,使胃壁增厚、僵硬,弹性消失。黏膜表面平坦而粗糙,与正常区分界不清,病变可只侵犯胃的一部,也可侵及胃的全部,形成"皮革胃"(图 3-4-11);(3)溃疡型:癌瘤深达肌层,形成大而浅的盘状溃疡,其边缘有一圈堤状隆起称环堤。溃疡型癌又称恶性溃疡,临床表现主要是上腹疼痛,不易缓解,吐咖啡渣样血液或有柏油便,可以摸到肿块或发生梗阻症状。

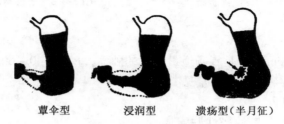

蕈伞型　　浸润型　　溃疡型(半月征)

图 3-4-10　胃癌病理分型

临床表现早期胃癌临床症状不明显,易被忽略,随病变进展出现上腹部不适,进食后饱胀、疼痛、食欲减退、消瘦等,疼痛多无节律性,进食不能缓解,部分患者有恶心、呕吐、呕血症状。

(二)影像学表现

1. X 线表现

(1)胃双重造影:可显示黏膜面的细微结构而对早期胃癌诊断具有重要价值。① 隆起型(Ⅰ型):肿瘤呈类圆形突向胃腔,高度超过 5 mm,边界清楚。② 浅表型(Ⅱ型):肿瘤表浅,平坦,沿黏膜及黏膜下层生长,形状不规则,边界清楚,少数病例境界不清。其 3 个亚型中的隆起及凹陷均不超出 5 mm。此型需在良好的双重造影及加压像上才能显示,可见胃小区及胃小沟破坏呈不规则的颗粒状杂乱影,有轻微的凹陷和僵直,多数病区界限清楚。③ 凹陷型(Ⅲ型):肿瘤形成明显凹陷,超过 5 mm,形状不规则。双重造影及加压法可显示形态不整、边界明显的龛影,其周边的黏膜皱襞可出现截断、杵状或融合等,但有时难与溃疡的龛影鉴别。早期胃癌的诊断要综合 X 线、胃镜、活检等材料才能诊断。

(2)进展期胃癌 X 线表现:X 线表现与大体形态有关,但不能截然划分。常见下列表现:① 充盈缺损,形状不规则,多见于蕈伞型癌。② 胃腔狭窄、胃壁僵硬,主要由浸润型癌引起,也可见蕈伞型癌。③ 龛影,见于溃疡型癌,龛影形状不规则,多呈半月形,外缘平直,内缘不整齐而有多个尖角;龛影位于胃轮廓之内;龛影周围绕以宽窄不等的透明带,即环堤,轮廓不规则而锐利,其中常见结节状或指压迹状的充盈缺损。以上表现被称为半月综合征(图 3-4-12)。④ 黏膜皱襞破坏、消失或中断,黏膜下肿瘤浸润常使皱襞异常粗大、僵直或如杵状和结节状,形态固定不变。⑤ 癌瘤区蠕动消失。

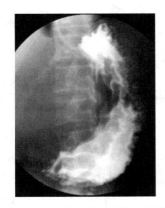 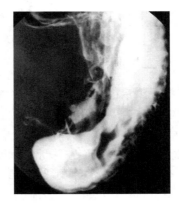

图 3-4-11　浸润型胃癌"皮革胃"　　　　图 3-4-12　溃疡型胃癌

2. CT 表现

平扫可见胃壁不规则增厚,胃腔狭窄,胃内软组织肿块或肿块表面有不规则凹陷。增强扫描肿瘤呈不同程度强化,若胃周围脂肪线消失则提示癌肿已突破胃壁,并可显示肝脏、腹腔和腹膜后淋巴结转移征象。

(三) 诊断与鉴别诊断

1. 胃窦癌与胃窦炎的鉴别诊断(表 3-4-2)

胃窦炎或胃窦慢性溃疡可以引起胃窦痉挛、变形和狭窄,因溃疡较小而查不出龛影,需与胃窦癌鉴别。鉴别的着重点是观察黏膜皱襞是否完整和胃壁是否柔韧等。

表 3-4-2　胃窦癌与胃窦炎的鉴别诊断

鉴别方面	胃窦癌	胃窦炎
黏膜皱襞	破坏消失	不存在,常肥大、迂曲、粗乱
轮廓	不齐、陡峭	较整齐或如波浪形
胃壁柔韧度	僵硬不变	柔软可变化
蠕动	消失	存在
病变与正常的分界	截然、清楚	无明确分界
肿块	大多有	没有

2. 胃窦癌与胃良性肿瘤鉴别

胃良性肿瘤主要与进展期胃癌蕈伞型相鉴别,前者表现为腔内半圆形充盈缺损,边缘光整,黏膜皱襞可展平消失,周围黏膜皱襞蠕动正常,胃壁柔软,结合临床不难鉴别。

任务5　肠道病变

一、十二指肠溃疡

十二指肠溃疡(duodenal ulcer)为常见病,较胃溃疡更为多见。最好发于十二指肠球部,其次为十二指肠降部,其他部位则甚为少见。发病多在青年。

(一)临床与病理

十二指肠溃疡多发生在球部后壁或前壁,常呈圆形或椭圆形,直径多在 4~12 mm,溃疡周围有炎性浸润、水肿及纤维组织增生。溃疡可以多发,呈 2~3 个小溃疡分布于前壁或后壁,也可毗邻在一起。前、后壁同时发生相对应的溃疡称为对吻溃疡,若与胃溃疡同时存在称为复合溃疡。十二指肠溃疡愈合时,溃疡变浅、变小,若原溃疡浅小,黏膜可恢复正常,若原溃疡较深大时可遗留瘢痕,肠壁增厚或球形变。溃疡易于复发,可以在原部位,也可以在新的部位发生。

临床症状多为周期性、节律性右上腹痛,多在两餐之间,进食后可缓解,伴有反酸、嗳气,当有并发症时可呕吐咖啡样物、黑便、梗阻、穿孔等相应的临床表现。

(二)影像学表现

钡餐造影检查,十二指肠溃疡的直接征象为龛影,通常使用加压法可显示为类圆形或米粒状钡斑,边缘大多光滑整齐,周围有一圈透明带,或有放射状黏膜皱襞纠集,可以是单个亦可见多个。

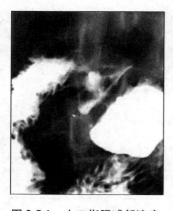

球部因痉挛和瘢痕收缩而变形,是球部溃疡常见而重要的征象(图 3-5-1),常为球部一侧壁的切迹样凹陷,以大弯侧多见,也可为山字形、三叶形或葫芦形等畸变。许多球部溃疡不易显出龛影,若有恒久的球部变形,亦可见诊断。

此外,球部溃疡也有表现为钡剂到达球部后不易停留迅速排出的激惹征,幽门痉挛、开放延迟及胃分泌液增多,球部固定的压痛等征象。

也常伴有胃炎的一些表现及胃黏膜皱襞增粗迂曲。

(三)诊断与鉴别诊断

图 3-5-1　十二指肠球部溃疡

依据龛影与恒定的球部变形,诊断十二指肠溃疡并不困难。与活动性溃疡不易鉴别的为仅有球部变形的愈合性溃疡,后者无龛影形成,如有点状钡斑也多因瘢痕形成的浅凹陷引起,纠集之黏膜相互交叉、聚拢,结合临床症状消失等可资鉴别。十二指肠炎可有球部的痉挛与激惹征,但无龛影,也无变形为其特征。十二指肠球部较大溃疡者还需与恶性肿瘤鉴别,前者无黏膜中断破坏,亦无向腔外蔓延的软组织肿块形成。

二、十二指肠憩室

十二指肠憩室(duodenal diverticulum)为肠壁局部向外膨出的囊袋状病变,比较常见。多发生在十二指肠降部的内后壁,尤其是壶腹部周围,其次为十二指肠空肠曲交界处,可单发或多发,年龄多在中年以上。

(一)临床与病理

十二指肠憩室是黏膜、黏膜下层通过肠壁肌层薄弱处向肠腔外突出而形成的囊袋状结构。少数可有憩室炎症并发。临床上多无明显症状,常在上消化道造影中偶然发现,憩室并发炎症时,可有上腹部疼痛等症状。

(二)影像学表现

X线造影时仰卧或右前斜位可较好地显示十二指肠环,从而容易发现憩室,憩室通常呈圆形或卵圆形囊袋状影突出于肠腔之外,边缘光滑整齐,大小不一,也可见一窄颈与肠腔相连,加压时,可见正常黏膜位于憩室内并与肠壁黏膜相连(图3-5-2)。

十二指肠憩室多有上述典型表现,X线造影时应注意检查位置,避免胃远端与十二指肠重叠,以利于明确诊断。

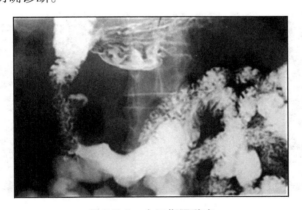

图3-5-2　十二指肠憩室

三、肠结核

(一)小肠结核

小肠结核(tuberculosis of the small intestine)感染途径:① 肠源性,吞食痰液或污染物,为肠结核的主要感染方式;② 血源性,肺结核的血行播散;③ 周围脏器结核的蔓延。常见的症状有腹痛、腹泻、发热。实验室检查共有的表现为血沉增快,结核菌素试验呈阳性。小肠结核好发部位为回盲部,其次为回肠、空肠,严重者可累及升结肠。

1. 临床与病理

根据病理形态结合临床表现,肠结核可分为溃疡型与增殖型两种:

(1)溃疡型:细菌经淋巴→黏膜下结核结节→淋巴管炎、肠炎→黏膜溃疡形成→融合成较大的溃疡,可愈合→肠腔狭窄。

（2）增殖型：黏膜充血水肿→黏膜下结核性肉芽组织→腔内大小不等的结节甚或肿块→肠壁增厚、肠腔狭窄。

以上两型以溃疡型多见，也可混合并存。常见的症状有腹痛，多在右下腹，并有不伴里急后重的腹泻或腹泻与便秘交替现象，也可在右下腹触及包块，少数患者可有肠梗阻与腹腔感染的症状。

2. 影像学表现

溃疡型由于炎症与溃疡的刺激，钡剂通过时激惹征象明显，X 线表现为钡剂排空加快，无钡剂或仅有极少钡剂存留，而病变近端与远端充盈状态良好，犹如跳越一段肠管，故有"跳跃征"之称。病变处黏膜皱襞不规则增厚粗、紊乱，有时可见斑点状龛影，充盈的肠管也可为边缘不规则的锯齿状，病变发展至后期，由于瘢痕组织收缩、纤维组织增生、管壁增厚，可见管腔变窄、变形，近端肠管扩张、瘀滞。增殖型的表现则以肠管不规则变形、狭窄为主（图 3-5-3），可伴有黏膜粗糙、紊乱及多发小息肉样或占位样充盈缺损，较少有龛影与激惹征表现。此外，回肠结核多伴有局限性腹膜炎与周围肠管黏连，致肠管分布紊乱，盲肠也可向上牵拉变形，另一特征为肠结核的病变，多为移行性病变，因而与正常部分之间无明显界限。

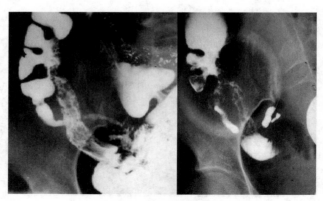

图 3-5-3　增殖型小肠结核

3. 诊断与鉴别诊断

肠结核依其上述 X 线征象，密切结合临床表现，诊断容易确定。但要注意与同属于炎性病变的克罗恩病区别，克罗恩病也好发于回盲部，特征为节段性受侵，境界明显，小肠系膜一侧受损较重，游离缘常有假憩室变形，溃疡以纵、横行线状为其特征，黏膜增粗如铺路石状，另外肠瘘或瘘道较肠结核多见。增殖型结核则需要与肿瘤区别，后者充盈缺损较大，境界清楚，而前者病灶较小而多发，伴有管腔不规则性缩窄、短缩。

（二）结肠结核

结肠结核（tuberculosis of the colon）是比较多见的疾病。其病理和临床症状与小肠结核类似，不多赘述。结肠结核也都由回盲部开始，盲肠受侵较著并常延及升结肠，此为横结肠，而左侧结肠受累的极少见。因肠系膜受累，大多增厚，变硬及粘连收缩而使盲肠向上牵引，病理上常将结肠结核分为溃疡型和增殖型，然而实际上两者不能截然分开。

1. 影像学表现

X 线检查以钡餐为主,必要时可辅以钡剂灌肠检查。

溃疡型结肠结核的主要 X 线表现:病变区肠管痉挛收缩,黏膜皱襞紊乱,钡剂抵达病变区时,不能在该区滞留而迅即被驱向远侧肠管,以致盲肠、升结肠的一部分不充盈,或仅有少量钡剂充盈呈细线状,但其上、下肠管则充盈正常,即所谓的"跳跃征",为溃疡型结肠炎的典型表现。钡剂灌肠时可见回盲部并无器质性狭窄,钡剂可使肠管扩展而充盈,此时尚可见黏膜及黏膜下淋巴结干酪病灶破溃而形成多数小溃疡的表现,呈小点状或小刺状突出于腔外的龛影。

增殖型结肠结核也常并有回肠末端的病变,黏膜上可见小息肉样增生,形成黄豆、绿豆大小的充盈缺损,结肠壁增厚致肠腔缩小、缩短、变形、僵直、结肠袋消失,但无梗阻发生。回盲瓣常受累,表现为增生肥厚,使盲肠内侧壁凹陷变形,致末端回肠扩大及小肠排空延迟。若升结肠与横结肠受累,也呈缩短,肠管不规则狭窄向内向下移位的表现。

2. 诊断与鉴别诊断

依本病典型的 X 线特征,如肠管痉挛,蠕动加速,出现"跳跃征",黏膜破坏并有龛影或息肉状充盈缺损,加之结肠袋消失,回盲部上提短缩的表现,结合临床所见及结核中毒症状,不难做出诊断。

常需与本病鉴别的疾病:(1)回盲部克罗恩病:病变区以回肠为主,结肠也可发生,同样有病变节段性分布的特征,而结肠结核若回肠末端、盲肠、升结肠同时受累时,病变为连续性,另外前者多为裂隙性溃疡(纵行溃疡),分布多在肠腔的一侧,而后者溃疡龛影较少见到,病变也多累及肠腔四周。(2)溃疡性结肠炎:多以左侧结肠受累为主,右侧结肠与回肠少见,而结肠结核则是以右侧结肠与回肠多见,后者的溃疡征象不常见,而前者呈较弥漫的小锯齿状龛影,形成的假性息肉形状不规则,而结核的炎性肉芽肿较为局限且光滑。另一不同之处为溃疡性结肠炎因纤维瘢痕形成无结肠袋的细管状影,左侧为主,而结核则为右侧的肠管狭窄变形和缩短改变。(3)结肠癌:发生于盲肠的癌肿应与回盲部增殖型结核相鉴别,前者为移行段较短的充盈缺损,呈蕈伞状或环形肿块影,形态不规则;而结核则病变区与正常移行段较长,境界不清,充盈缺损相对完整,且回盲部具上移的特点,二者可以区别。

四、溃疡性结肠炎

溃疡型结肠炎(ulcerative colitis)是一种非特异性大肠黏膜的慢性炎症性病变。其病因尚不明了,多数学者认为与免疫异常、感染、遗传等因素有关。常发生于青壮年,20~40岁之间,男女性别无显著差异。病变多在结肠下段,也可遍及整个结肠甚至末端回肠。

(一)临床与病理

在初发早期阶段主要为黏膜充血水肿,黏膜下有淋巴细胞浸润,形成无数的小脓肿,融合溃破后形成许多小的溃疡,此时溃疡较浅,底部在肌层,可愈合;若溃疡较大或进一步发展,破入肌层,致肠壁的弹力减低,甚至可穿孔或形成瘘管,溃疡间的黏膜面呈颗粒状,易出血,也可增生形成炎性息肉;晚期病变愈合时,结肠黏膜可逐渐恢复正常,但其下层多有大量纤维组织增生形成纤维化,纤维疤痕的收缩使肠腔变窄,肠管短缩。另一特征为少数急性爆发型病例,由于炎性细胞广泛深入浸润肌层,使肌纤维破坏,累及肌层神经丛节细胞,导致肌层无力引起中毒性巨结肠改变,极易穿孔。整个病变在发展中各部位的病变程度不尽一致,轻重不等。

临床上慢性发病者多见,主要症状为大便带血或腹泻,内有黏液脓血,常伴阵发性腹痛与里急后重,也可有发热、贫血、消瘦等全身性症状。常缓解与发作交替出现。急性爆发性者有高热、腹泻、毒血症等。也可有少数病例伴发自身免疫症状,如出现关节炎、皮肤黏膜结节红斑、口腔黏膜溃疡、虹膜炎等。实验室检查,大便有脓血,白细胞增多,血沉增快,低色素性贫血,急性期免疫学检查可见 IgG、IgM 增加。

（二）影像学表现

本病的主要诊查方法为双对比结肠造影,疑有结肠中毒扩张者应行腹部平片检查,以防穿孔。

溃疡型结肠炎的 X 线表现依其初发与发展至晚期的不同时期而不尽相同。在初发早期阶段,病变处常有刺激性痉挛收缩,肠腔变窄,结肠袋变浅甚至消失,肠管蠕动增强,钡剂排空加快,有时钡剂呈分节散在,黏膜皱襞粗细不均、紊乱、甚至消失。当溃疡形成时,多发的浅小溃疡在结肠充盈像上显示为肠壁外缘的锯齿状改变,排空像则可见许多小尖刺形成,若较大的溃疡则形成结肠外缘不规则的锯齿状,有时向外突出呈领扣状或"T"形溃疡,为溃疡穿至肠壁所致;当炎性息肉形成时,肠管外缘呈毛糙或高低不平,深浅不一的小圆形充盈缺损,黏膜像显示黏膜皱襞紊乱,腔内有大小不等的颗粒样或息肉样充盈缺损。进一步发展至晚期则是由于肠壁广泛纤维化导致的肠腔狭窄与肠管短缩,结肠袋消失,边缘僵直或呈浅弧形,肝曲与脾曲圆钝下移,横结肠平直或盲肠上移等;严重的纤维化,肠管在充盈或黏膜像上,病变处狭窄肠管多光滑僵硬,肠管舒张与收缩均显示不佳,呈水管状。

严重合并症之一的结肠中毒扩张(toxic dilatation of the colon)的检查主要为腹部平片,若见结肠扩张管径达 5.0 cm 时,应严密监控,一般多累及横结肠,可能与平卧位时位置高易积气所致,常可形成充气充液的肠袢,液平面数目较少而较长。病变发展可见肠壁内气体,继而发生局限性穿孔或游离穿孔。

（三）诊断与鉴别诊断

本病的诊断依据除钡剂灌肠所见黏膜粗乱,多发溃疡、息肉形成,肠管狭窄短缩,结肠袋消失呈管状肠管的特征外,应结合临床反复发作性黏液血便、腹痛及不同程度的全身症状,及内镜实验室的检查进行综合分析。

需与溃疡型结肠炎鉴别的疾病常见的为结肠 Crohn 病,后者病变主要在右半结肠而非在左半结肠,直肠一般不受累,Crohn 病呈节段性不连续性,病变分布不对称,溃疡多为纵行,黏膜增生呈"卵石征"表现,至晚期有瘘道形成。

　　本病与结肠结核的鉴别见上述"结肠结核"。另一易混淆的为家族性息肉综合征，因溃疡性结肠炎有多数的假息肉形成，但其主要特点是炎症改变与溃疡的征象，而前者除有无数大小不等的息肉外，并无结肠炎的改变，加之临床上以便血为主要症状，且有遗传家族史，也较易区别。

　　值得引起注意的是，多数学者认为溃疡性结肠炎是癌前病变。其机理不甚详尽，但主要理论为增生→不典型增生→癌变。癌变区扁平，境界不清，组织学上多为分化不良的癌而非一般的结肠腺癌。典型的 X 线表现除前述的黏膜颗粒状改变、溃疡形成、炎性息肉改变外，还出现单发或多发的充盈缺损区，其为肯定的诊断依据。但常有不典型者，因而若临床上疑有癌变，应尽早行结肠镜检。

五、结肠息肉及息肉综合征

　　结肠息肉（colonic polyp）为隆起于结肠黏膜上皮表面的局限性病变，可以是广基底的，短蒂或长蒂的。若结肠内有为数甚多的息肉存在即称为息肉综合征（polyposis syndrome）。

　　（一）临床与病理

　　本病好发于直肠或乙状结肠，也可广泛分布于整个结肠，组织学上结肠息肉可以是腺瘤性息肉、炎性息肉、错构瘤性息肉、增生性息肉等。结肠息肉或结肠息肉综合征最常见的症状为便血，常为无痛性鲜红色血液覆盖于粪便表面，不与粪便混合，有时伴有腹痛与大便次数增多；当息肉继发感染时，除便血外还可有黏液、脓汁；也可因并发肠套叠而出现急腹症症状；有的息肉可自肛门脱出。息肉综合征有各自特征的临床表现，将在各综合征中分述。

　　（二）影像学表现

　　本病首选的检查方法为双对比钡灌肠造影，近期报告 CT 仿真内窥镜可以发现数毫米大小的息肉，有一定的实用价值。

　　息肉一般表现为结肠腔内境界光滑锐利的圆形充盈缺损，有时可呈分叶状或绒毛状。双对比像息肉呈表面涂有钡剂的环形软组织影，有时亦可见长短不一的蒂，蒂长者的息肉可有一定的活动性。有的息肉亦可见自行脱落随大便排出。值得注意的是，息肉尤其是腺瘤息肉可恶变，绒毛状息肉恶变率更高。一般认为，直径 >2.0 cm 者恶变概率高，而带长蒂的息肉恶变机会小。若有如下表现者应考虑恶变：即体积短期内迅速增大，息肉的外形不光滑不规则；带蒂的息肉顶端增大并进入蒂内，致蒂变短形成一广基底肿块；息肉基底部肠壁形成凹陷切迹，提示癌组织浸润致肠壁收缩。

　　（三）诊断与鉴别诊断

　　本病的 X 线检查需耐心细致，多轴面观察与加压相结合方能显示，诊断中应该注意与肠内气泡和粪块相识别，前者为正圆形，可移动，后者形态不规则，移动范围更大，加压可以分离。此外若为全结肠多发息肉还应检查小肠。结肠息肉可作为下述综合征的组成部分，诊断时需注意。

　　（1）家族性结肠息肉病（familial polyposis）。为常染色体显性遗传性疾病，家族中

50%的成员有遗传的可能,出现症状均在20岁,40岁左右可发生癌变。息肉的病理多为管状腺瘤,大小由数毫米至数厘米不等,量多而紧密,300~3 000个不等,一般在300个以下者甚少。好发部位为左侧结肠较多,右侧结肠较少,回肠末端则更少。患者常因便血、黏液便、贫血或体重减轻就诊。

X线双重对比可见大小均匀一致,或大量密集在一起成一团块状影,若单个息肉直径大于2.0 cm,或息肉表面粗糙不规则有分叶者,应警惕恶性变,此外患者结肠无激惹征,结肠袋正常,结肠无短缩,结肠黏膜无溃疡形成也是本病的特征。

(2) Gardner综合征。本病的病理、X线表现与家族性息肉综合征相同,也为染色体显性遗传性疾病。与前者不同的是伴有肠外病变,如颅骨及下颌骨骨瘤,肢体及头部的皮样囊肿以及阻生齿、多生齿、齿囊肿等牙齿异常,还可有成纤维细胞活动性病变如腹壁或腹腔内硬纤维瘤,以上伴发改变中软组织肿瘤与骨瘤较为常见。

本病的发病年龄早于家族性息肉综合征,结肠外病变常易被发现而忽略结肠病变,故若有骨瘤与软组织肿瘤时应行结肠造影检查以发现本病。此外若发现本病后应对其家族成员进行普查筛选。本病的恶变率与家族性息肉综合征相同。

(3) Peutz-Jeghers综合征(Peutz-Jeghers syndrome)。本综合征由Peutz与Jeghers分别在1921年与1949年报道,也为遗传性疾病,系常染色体显性遗传。本病具有三大特征:① 胃肠道多发息肉:以小肠多发息肉为主,也可见于胃和结肠,息肉主要以错构瘤息肉为主。② 特定部位的皮肤、黏膜色素沉着,如口唇周围、手、足等。③ 家族性,遗传性。临床主要的症状有腹痛、便血、贫血等,息肉也可诱发肠套叠而产生相应的症状。

X线表现为成堆的菜花状充盈缺损,直径0.5~4.0 cm,可为带蒂或广基底息肉,数目及发布不均匀,发生恶变者较少,若有恶变者多为胃、十二指肠及结肠处,恶变后的表现犹如结肠癌。

(4) Turcot综合征(Turcot syndrome)。本病的特点为结肠腺瘤性息肉并伴发脑部恶性肿瘤,多为幕上胶质母细胞瘤。系常染色体隐性遗传疾病。

(5) 幼年性结肠息肉病(juvenile polyposis coli)。多发生于儿童,有遗传性,为常染色体显性遗传。息肉多为带蒂或炎性息肉,境界清楚,表面光整,其中为含液的囊性结构,覆以上皮,有多数炎性细胞,无恶变倾向。

本征尚有几种临床类型:儿童发生者可为孤立性或多发性结肠息肉,外形呈圆形或椭圆形。另一型为幼年多发性息肉病,除结肠息肉外,其他部位如胃与小肠也有广泛性息肉,也可同时伴有结肠腺瘤性息肉征。

六、结肠直肠癌

结肠直肠癌(colorectal carcinoma)是常见的胃肠道恶性肿瘤,发病率仅低于胃癌与食管癌,但近年来有增加的趋势。结肠直肠癌分布以直肠与乙状结肠多见,占70%左右。发病年龄以40~50岁最多,男性患者较多。本病病因不详,但与高脂低纤维饮食因素及某些息肉病、血吸虫病、溃疡性结肠炎有关。

（一）临床与病理

大多数的结肠直肠癌在病理上分为腺癌,其次为黏液癌、胶样癌、乳头状腺癌、类癌、腺鳞癌等,依其大体病理分型为 3 种:① 增生型,肿瘤向腔内生长,呈菜花状,表面可有浅溃疡,肿瘤基底宽,肠壁增厚;② 浸润型,癌肿主要沿肠壁浸润致肠壁增厚,病变常绕肠壁呈环形生长,致肠腔形成环形狭窄;③ 溃疡型,癌肿由黏膜向肠腔生长且浸润肠壁各层,中央部分坏死形成巨大溃疡,形态不一,深而不规则。实际上,常见的多为其中两种类型的混合,且以某一种为主。

临床常见的症状为腹部肿块、便血与腹泻或有顽固性便秘,亦可有脓血便与黏液样便。直肠癌主要为便血、粪便变细与里急后重感。

（二）影像学表现

钡剂灌肠、气钡双重造影是常用的行之有效的 X 线检查方法,近年来已应用 CT 检查,其对于评估结肠直肠癌的累及程度、范围及肿瘤分期有较高的价值,现分述如下。

1. X 线表现

X 线表现依类型不同而表现各异:(1) 增生型:腔内出现不规则的充盈缺损,轮廓不整,病变多发生于肠壁的一侧,表面黏膜皱襞破坏中断或消失,局部肠壁僵硬平直,结肠袋消失,肿瘤较大时可使钡剂通过困难,病变区可触及肿块(图 3-5-4);(2) 浸润型:病变区肠管狭窄,常累及一小段肠管,狭窄可偏于一侧或环绕整个肠壁形成环状狭窄,其轮廓可光滑整齐,也可呈不规则状,肠壁僵硬,黏膜破坏消失,病变区界限清晰,本型常可引起梗阻,甚至钡剂止于肿瘤的下界完全不能通过,病变区亦可触及肿块;(3) 溃疡型:肠腔内较大的龛影,形状多不规则,边界多不整齐,具有一些尖角,龛影周围有不同程度的充盈缺损与狭窄,黏膜破坏中断,肠壁僵硬,结肠袋消失。

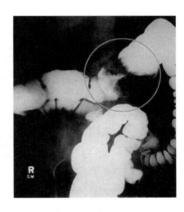

图 3-5-4 结肠癌

此外,选择性血管造影也可用作结肠直肠癌与良性病变的鉴别,也可在明确癌肿后行进一步的介入治疗。

2. CT 表现

CT 扫描对结肠癌的诊断有一定的价值,CT 扫描的作用主要有如下几点:(1) 发现结、直肠内较小而隐蔽的病灶;(2) 癌肿与其周围组织的关系,局部有无肿大的淋巴结转移,其他脏器有无浸润破坏或转移;(3) 主要的价值是对于结肠癌进行分期;(4) 应用螺旋 CT 仿真结肠镜技术可以观察结肠癌完全性梗阻时阻塞近端肠腔内的情况。

3. MRI 表现

MRI 可从 3 个方位检查盆腔,对显示直肠癌非常理想。使用小视野和直肠内线圈,可观察到肿瘤对黏膜和黏膜下层的侵犯情况。

（三）诊断与鉴别诊断

根据 X 线所见的不规则充盈缺损、不规则的龛影或不规则的狭窄,伴有肠壁僵硬、黏膜皱襞中断破坏等征象,结合临床资料不难做出结肠癌的诊断。

鉴别诊断:良性肿瘤及息肉形成的充盈缺损光滑整齐,黏膜规则,蠕动正常,而增生型结肠癌充盈缺损不规则,黏膜皱襞破坏中断,且管壁僵硬。增殖型的回盲部结核往往回肠末端与盲肠同时受累,盲肠有挛缩向上征象,也不同于结肠癌肿。

此外,需引起注意的是其他恶性肿瘤向结肠蔓延时可产生类似结肠原发癌的影像学表现,如胃癌浸润至横结肠上缘,胰腺癌浸润横结肠下缘,有时卵巢、子宫、前列腺及肾脏恶性肿瘤直接侵犯到邻近的结肠直肠等。这些都需要首先明确原发癌的部位,从而鉴别结肠病变是原发还是继发,当然结合临床资料至关重要。

任务6　肝脏病变

一、肝囊肿

肝囊肿(hepatic cyst)分为先天性、寄生虫性和非寄生虫性。先天性一般认为是由于胚胎时期肝内小胆管或淋巴管发育异常所造成,分为单纯性肝囊肿和多囊肝,多囊肝具有家族性和遗传性,为常染色性遗传性病变;寄生虫性肝囊肿由寄生虫引起,如肝包虫病;非寄生虫性肝囊肿多为潴留性和老年退行性变,潴留性囊肿多由炎症、水肿、瘢痕、外伤、穿刺等原因所致,老年退行性变据相关资料显示其与脂溶性毒素有关。囊肿大小不等,可为单个或多个散在分布,囊腔内液多清亮无色,部分可含胆汁,有出血者呈咖啡色。

肝囊肿生长缓慢,多无症状,常在体检中偶然发现,位于肝包膜附近较大囊肿可有右上腹饱胀或隐痛感,肝门附近囊肿可压迫肝管或胆总管出现黄疸,压迫胃肠道时可有恶心、呕吐、消化不良等相关症状。腹部体检时可扪及肿大的肝脏,有囊性感,多无压痛,当囊肿出血、感染、破裂可有急性右上腹痛和体温升高。小部分囊肿可缩小或自行消失。

(一) 超声表现

超声检查为首选检查方法。典型肝囊肿超声图像特征为肝内圆形或类圆形无回声暗区,囊壁菲薄呈高回声,内壁光滑,腔内透声良好,后方回声增强,与正常周围组织分界清楚(图3-6-1);彩色多普勒可在较大囊肿壁上检测到星点状血流信号,频谱多普勒可测到低速低阻动脉血流或静脉血流信号;若囊壁增厚、血流信号丰富、囊腔透声差则要排除是否有感染、出血或肿瘤可能。肝门部囊肿压迫胆管时可见有肝内胆管弥漫性扩张。肝包虫病囊壁较厚呈双囊,囊内可见沙粒样强回声囊砂或膜状回声随体位改变移动,结合Casoni试验或血清学检查阳性结果即可确诊。多囊肝表现为肝脏

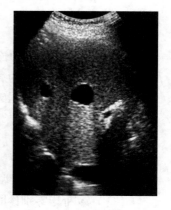

图3-6-1　肝囊肿声图像

明显变形肿大,肝内见散在大小不等互不相通无回声暗区,囊壁菲薄光滑,境界清楚,约50%以上伴有多囊肾或其他内脏多囊性病变合并存在。

(二)CT 表现

平扫显示肝内单个或多个大小不等、圆形水样密度灶,外形光滑,边界清晰,CT 值在 0~20 Hu,增强扫描囊肿无强化,囊内 CT 值无变化,由于正常肝组织强化,囊肿的边界更加清晰锐利。当囊肿出血或继发感染时 CT 值明显增高。多囊肝常与多囊肾并存,肝内表现为弥漫性大小不等的囊性病灶。

(三)MRI 表现

T_1WI 像呈低信号,T_2WI 像呈高信号,信号强度均匀一致。当囊肿内合并出血或含有蛋白性物质时,在 T_1 加权像上则信号各异。Gd-DTPA 增强时,囊肿不强化。

(四)诊断与鉴别诊断

(1)肝内正常肝静脉、肝内胆管和下腔静脉的横断面。

(2)肝内其他囊性疾病,如肿瘤性肝囊肿、肝脓肿、门静脉瘤、肝静脉瘤及肝动脉瘤等。

(3)肝外性腹腔囊性疾病,如右肾上腺囊肿、右肾囊肿、胰腺囊肿、肠系膜囊肿及胆总管囊肿等。

二、脂肪肝

脂肪肝(adiposis hepatica)是由于肥胖、过量饮酒、糖尿病、蛋白质缺乏、妊娠、营养不良、药物毒性作用及其他疾病等引起脂肪尤其是甘油三酯在肝细胞内过量沉积所致。正常人体肝内脂肪总量约占肝重的 5%,在脂肪肝时可达 50% 以上。脂肪肝呈弥漫性和局限性。轻度脂肪肝常无任何临床症状,或仅有轻度的疲乏、腹胀、肝区饱胀等感觉,严重者则有食欲不振、乏力、恶心、呕吐、体重减轻、肝区或右上腹隐痛等。部分男性可有性功能障碍,女性月经过多或闭经等。轻中度脂肪肝经合理膳食、运动和药物治疗后可完全康复,较为严重的脂肪肝最后将会演变为脂肪性肝硬化。

(一)超声表现

1. 弥漫性脂肪肝

(1)轻度脂肪肝:肝脏大小形态基本正常,包膜光滑整齐,实质回声细密增强,肝内管道显示清晰、自然,膈肌清晰可见。

(2)中度脂肪肝:肝脏体积略大,形态饱满,肝角变钝,肝实质回声增强增密,管道显示模糊、稀疏,膈肌隐约可见。

(3)重度脂肪肝:肝脏体积明显增大,形态饱满,肝角圆钝,肝实质回声密集增强,肝内管道及膈肌显示不清。

(4)非均匀性脂肪肝(肝岛):弥漫性脂肪肝内残留的相对正常肝组织亦称为"肝岛",肝脏绝大部分回声细密增强,可见一处或多处"地图"样低回声区,形态不规则,无占位效应,境界清楚,以左肝内叶最为多见,可能与局部血供相对丰富有关。

2. 局限性脂肪肝

（1）叶段型脂肪肝：脂肪浸润一个或多个肝脏叶段，局部肝实质回声明显细密增强，境界清楚呈扇形，余叶段肝脏回声正常。

（2）小叶间脂肪浸润：为成片脂肪组织在胆囊床、门静脉和肝静脉周围沉积，超声表现局部不规则的片状均匀高回声区，境界欠清晰，无占位效应，其内管道走行自然，周围组织无受压移位。

（3）团块型脂肪肝：临床少见，为正常肝内见一个或多个回声增强区，境界清，形态欠规则，其余肝实质回声正常。

（二）CT 表现

CT 诊断脂肪肝十分敏感，正常人肝组织 CT 值高于脾脏，相差约 5～10 Hu，如果肝组织密度低于脾脏、肝内血管呈高密度影即可诊断为脂肪肝。局限性脂肪肝通常为非球形低密度区，边缘无膨出，无占位效应，增强扫描可见正常走行的血管影通过，无血管受压推移现象，脂肪浸润区域 CT 值升高不及正常肝组织及脾脏。

（三）MRI 表现

轻度弥漫性脂肪肝因脂肪所致的信号增高和正常肝脏信号有较多重叠，可用 T1WI 同反相位序列，该序列对于脂肪肝检出较为敏感，表现为反相位脂肪肝部位信号明显减低，否则较难辨认。重度脂肪肝信号高于胰腺及脾脏，局限性脂肪肝在周围正常组织信号对比下呈相对高信号而易于诊断。

（四）诊断与鉴别诊断

局限性脂肪肝应与肝细胞癌、肝血管瘤及转移性肝癌相鉴别。

三、肝脓肿

肝脓肿（hepatic abscess）可由溶组织阿米巴原虫、细菌感染或霉菌感染所引起的肝脏化脓性病变。阿米巴性肝脓肿继发于肠阿米巴病，脓肿较大，单发多见，临床常无全身中毒症状，主要表现为肝区疼痛和低热，多有痢疾史，在粪便中可查到阿米巴原虫；细菌性肝脓肿由化脓性细菌侵入肝脏所致，入侵途径包括门静脉、胆道系统、肝动脉及邻近组织感染直接侵犯；常见的细菌有金黄色葡萄球菌、链球菌、大肠杆菌等，常有寒战、高热等全身中毒症状，肝脏肿大、肝区叩压痛明显，体质虚弱和贫血等；来源于门脉系统的肝脓肿多位于右肝，而来源于胆道系统的脓肿多位于左右肝交界处。霉菌性肝脓肿主要致病菌为白色念珠菌，多见于免疫力低下患者，在肝内呈大小一致弥漫分布的微小脓肿。

（一）超声表现

1. 脓肿早期

肝内见局部低回声区，内回声欠均匀，后方回声增强，彩色多普勒超声可见低阻动脉血流信号。

2. 脓肿形成期

病灶呈边缘较清楚的无回声区，壁厚欠光滑，腔内可见无回声、絮状回声、点状混合回声相间，挤压可见浮动，彩色多普勒超声脓肿周围可见彩色血流信号，已经液化区域无血流信号。

3. 脓肿吸收期

脓肿暗区明显减小或消失，局部呈片状、条索状略杂乱回声，彩色多普勒超声显示局部血流信号明显减少或者无血流信号。但是当残留脓腔增大时应考虑脓肿复发可能。

4. 慢性肝脓肿

脓肿囊壁增厚不规整，囊壁回声增强，腔内呈实质性杂乱高回声，彩色多普勒超声病灶内低阻动脉血流信号。较大或多发脓肿肝脏外形可增大，当脓肿位于肝脏膈面时可有右侧膈肌活动受限及反应性右侧胸膜腔积液。

（二）CT 表现

CT 扫描显示肝实质内境界清楚的圆形或卵圆形低密度区，CT 值高于水但较正常肝组织低（一般为 2 ~ 29 Hu），周边可见不同密度的环形带，称环征或靶征，可以为单环、双环或三环；单环代表脓肿壁，双环代表脓肿壁和水肿带，三环由水肿带（外环）、纤维肉芽组织（中环）、炎性坏死组织（内环）组成。多房脓肿可见腔内单个或多个分隔；部分病灶内出现气泡对于肝脓肿诊断有特异性。

（三）MRI 表现

平扫时脓腔呈长 T_1 和长 T_2 信号，脓肿壁信号稍高于脓腔但比正常肝组织低。Gd-DTPA 增强时呈环形强化，脓肿不强化。脓肿周边的水肿 MRI 比 CT 敏感，T_1WI 呈略低信号、T_2WI 呈略高信号称为"晕环征"。

（四）诊断与鉴别诊断

不典型肝脓肿应与肝癌、肝囊肿感染和肝转移癌相鉴别。

四、慢性乙型肝炎肝硬化

根据卫生部最新统计显示，目前我国乙肝病毒携带者约 9 300 万人左右，约 3 000 万人有临床肝损害表现，其中 10% ~ 20% 乙肝患者病毒在肝内持续复制，引起肝脏长期反复损伤，肝细胞变性、坏死、再生和纤维结缔组织增生，导致肝小叶结构被破坏和血管改建，肝脏变形、缩小、变硬而成肝硬化（cirrhosis）。早期肝硬化多无明显不适或有食欲减退、疲倦乏力、肝区疼痛等症状，中晚期肝硬化肝脏功能衰退，出现门脉高压及多系统受累表现，最具特征的表现是脾肿大、食管静脉曲张、腹水、进行性黄疸、肝昏迷等。

（一）超声表现

1. 轻度肝硬化

肝脏体积稍大，包膜增厚，肝内光点分布均匀，肝实质回声增粗增密，肝内管道显示尚清，门静脉为进肝血流，内径稍扩张，流速略低。

2. 中度肝硬化

肝脏大小形态尚可，包膜增厚欠规整，肝内光点分布欠均匀，回声增强增粗较稀疏，肝内管道显示欠清，门静脉为进肝血流，内径扩张，流速低。

3. 重度肝硬化

肝大小形态失常，肝叶比例失调，左叶增大，右叶缩小，包膜不整呈"锯齿样"，肝内光点强弱不均,部分呈结节样改变,肝静脉内径变细、稀疏,门静脉流速低缓,内径明显扩张。

晚期肝硬化患者多在肝肾隐窝及下腹腔见透声良好的游离暗区回声,胆囊壁出现均匀性水肿样增厚,脐旁静脉重新开放,脾体积中重度增大,脾静脉扩张,脾实质回声略强,约10%左右的患者由于长期门脉高压导致脾脏长期充血,脾实质内局灶性出血、纤维化及钙化,继而形成散在小结节,在超声上表现为脾内弥漫性斑点状高回声,后方无声影,称为 Gamna-Gandy 结节。

(二) CT 表现

肝硬化时肝叶比例失调、肝右叶萎缩、尾状叶代偿性增大,两者呈反比例改变,左叶增大多位于外侧段,肝裂增宽,表面呈分叶或波浪状改变,实质密度弥漫性减低,如伴有再生结节,可见多个略高密度影,增强后结节趋于等密度,胆囊可有水肿、移位,脾肿大时长径超过5个肋单元、肝脾周边可见带状水样密度,门静脉主干内径扩张 > 14 mm,位于脾门、贲门周围的侧支循环血管平扫为结节样软组织影,增强扫描时明显强化(图3-6-2)。

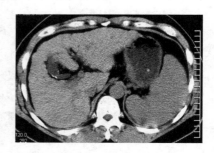

图 3-6-2　肝硬化 CT 片

(三) MRI 表现

肝硬化 MRI 的表现与 CT 基本相同,如肝叶比例失调、轮廓呈结节状、肝裂增宽及脾肿大、门脉高压等相关征象,肝实质信号多均匀一致与正常肝组织相近,伴有肝脂肪浸润、结节增生时可出现信号不均匀。

(四) 诊断与鉴别诊断

慢性乙型肝炎肝硬化应与血吸虫病性肝硬化、淤血性肝硬化、胆汁性肝硬化及弥漫性肝癌相鉴别。血吸虫性肝硬化肝实质呈"地图样"改变;淤血性肝硬化主要有肝静脉及下腔静脉内径扩张改变;胆汁性肝硬化肝表面多光滑、体积略大,晚期可缩小;弥漫性肝癌时门静脉主干及分支内多能见到癌栓。当门静脉因血栓或癌栓阻塞后,在其周围形成大量侧支循环或阻塞后再通,正常门静脉结构消失,局部呈"蜂窝状"或"蚯蚓状"改变称为门静脉海绵状变性。

五、肝血管瘤

肝血管瘤(hepatic hemangioma)是肝脏最常见的良性肿瘤,主要分为毛细血管瘤和海绵状血管瘤;毛细血管瘤多好发于儿童,常散在多发,直径在 2 cm 以内;海绵状血管瘤多好发于 30～50 岁女性,与体内雌激素水平有关;肝血管瘤的临床症状取决于肿瘤生长部位、大小、增长速度及邻近器官受压情况;当血管瘤位于肝包膜下、直径 >5 cm 及增长速度过快的患者可有肝区隐痛、上腹闷胀不适,如果肿瘤破裂出血,可引起急腹症及失血性休克。

当较大血管瘤同时伴有血小板减少、大量凝血因子消耗引起的凝血异常 Kasabach-

Merritt 综合征,可进一步发展成 DIC。

（一）超声表现

肝血管瘤内部回声的强弱主要取决于瘤体内血管腔、血管壁及血管间隙之间纤维分隔的多少和厚薄；<3 cm 的肝血管瘤多呈高回声型及低回声型,以高回声型多见,超声表现为肝实质内见类圆形斑片影,境界光滑锐利呈浮雕样,内见小细管状回声或小片状无回声呈筛网样,后方回声无衰减,能量多普勒超声可见缠绕状低速的静脉血流信号；>4 cm 的较大血管瘤呈混合回声型,超声表现为肝实质内见圆形或不规则形混合回声区,境界清晰,周边可见厚薄不一的稍高回声带,其后方回声略增强,有压缩感,彩色多普勒超声部分瘤体内可见低速动脉血流信号。

（二）CT 表现

CT 平扫肝内见类圆形低密度灶,境界清楚,4 cm 以上较大血管瘤瘤体中央部可见裂隙状、星形或不规则的更低密度区；增强扫描时常采用二快一慢法(快速注射足量造影剂、快速扫描和延迟扫描),典型表现为早期病灶边缘呈结节状、斑片状强化,强化密度接近于腹主动脉,增强区域进行性由周边向中心扩散,强化程度逐渐下降,最后充填整个病灶,整个过程至少在 3 min 以上,延迟扫描病灶呈等密度充填,其密度接近或略高于肝组织,部分瘤体内大量纤维组织增生可无显著强化。

（三）MRI 表现

MRI 诊断肝血管瘤敏感性特高,T_1WI 呈均匀低信号,T_2WI 呈均匀极高信号,无血管和周围组织侵犯,边缘清晰,与周围肝脏反差明显,被称为"灯泡征",Gd-DTPA 增强时与 CT 增强扫描相仿,早期周边出现结节状强化,并随时间延长逐步向中心扩散,最后呈均匀一致高信号。

（四）诊断与鉴别诊断

肝血管瘤主要与肝癌相鉴别。

六、肝癌

原发性肝癌(primary hepatic carcinoma)是临床上最常见的恶性肿瘤之一,根据最新统计,全球每年新发肝癌患者约 60 万人,居恶性肿瘤的第五位,肝癌是死亡率仅次于胃癌、食道癌的第三大常见恶性肿瘤；按肿瘤的形态可分为结节型、块状型、弥漫型和小癌型,主要与病毒性肝炎、酒精、进食霉变及含亚硝胺食物、微量元素硒缺乏、遗传因素、寄生虫感染等因素相关。肝癌的起病比较隐匿,早期一般没有任何症状,中晚期以肝区疼痛和上腹部包块较为常见,多伴有上腹饱胀、食欲减退、消瘦乏力、低热水肿、黄疸出血等症状。位于左叶的肿瘤,引起中上腹疼痛；位于右叶的肿瘤,疼痛在右季肋部,肿瘤累及横膈时,疼痛放射至右肩或右背部；肿瘤位于右叶后段时,有时可引起腰痛；肿瘤位于肝实质深部者,一般很少感到疼痛。发热时应用抗生素治疗无效,消炎镇痛则可退热。

（一）超声表现

1. 块状型

一般肿瘤直径≥5 cm,当肿瘤直径≥10 cm 时称为巨块型。超声表现为肝脏体积增大,形态失常,肝内见类圆形或不规则形实质性肿块,边界较清晰可见无回声晕,瘤体内部回声不均可见"结中结",周围可见散在卫星灶,瘤周血管受压绕行、变窄,余肝实质回声可增粗,门静脉及下腔静脉内可见形态不规则的结节状回声,彩色多普勒超声可见高速高阻动脉血流信号。

2. 弥漫型

肝脏体积呈弥漫性增大,包膜不整呈波浪样,肝缘角变钝,实质回声弥漫性增粗紊乱,可见弥漫分布低回声小结节或粗大斑块状高回声,无明显包膜及声晕,结节多 <3 cm,其后方回声可有轻度衰减,肝内静脉变细,并见血管绕行及中断现象,门脉主干直径 >1.4 cm,多伴有栓子形成,同时伴有腹水、脾肿大、胆囊水肿等继发性超声改变。

3. 结节型

肝脏体积稍大,肝实质内可见单个或多个 <5 cm 的结节状回声,位于肝表面时局部膨隆呈"驼峰征"(图 3-6-3),瘤周可见不完整的稍高回声带或不典型声晕,周围血管可受压、绕行,余肝实质多呈肝硬化超声表现。

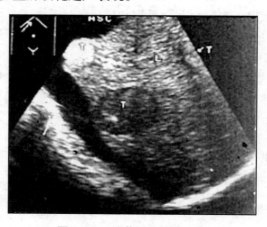

图 3-6-3　结节型肝癌声图像

4. 小癌型

单个癌结节或两个肝结节最大直径总和不超过 3 cm;超声表现为肝实质内可见小于 3 cm 的实质性肿块,周有声晕,彩色多普勒超声可见高阻动脉血流信号,肿瘤内部回声可因瘤体大小而有明显差别,低回声型(2 cm 以内)→等回声型(2.5 cm 左右)→高回声型(3 cm 恶性程度增大)→混合回声型(3.5 cm 以上)。

（二）CT 表现

肝癌具有膨胀性和浸润性两种生长方式。膨胀性生长肿瘤细胞分化较好,瘤体生长较慢,其周围肝组织受压或纤维化反应形成假包膜,CT 平扫时可见瘤体多呈类圆形低密度肿块,极少部分呈等密度或高密度,边缘清晰,于正常肝组织间可见低密度环称为晕圈征,当瘤体中心发生坏死、出血、钙化或有脂肪变性时,密度显示不均,以块状型多见,结节型肝癌很少见到坏死;浸润性生长的肿瘤一般形态不规则,边界不清;由于肝脏双重血供,肝动脉占20% ~25% ,门静脉占75% ~80% ,而肝癌主要由肝动脉供血,在CT增强扫描时增强早期(动脉期)瘤体密度迅速升高,强化超过肝实质,持续时间很短,然后迅速下降,至静脉期时肝实质密度升高,瘤体呈相对等密度或低密度,整个过程造影剂呈"快进快出"特点,部分瘤体在增强早期下腔静脉尚未完全显影时,瘤体中心可见与腹主动脉密度相一致的血管影,提示肝动脉与门静脉间有分流存在。弥漫性肝癌CT平扫多数表现为肝脏密度明显不均匀,团注动态扫描时肝实质与病灶之间密度差异增大,整个肝脏内见弥漫性大小相仿的低密度结节影。门静脉系统受侵和癌栓形成是肝癌在肝内扩散的主要途径,CT表现为受累血管内径增宽,门脉主干和分支内径不成比例,增强扫描癌栓呈低密度充盈缺损,当充盈缺损影位于肝外门脉而不累及肝内门脉时则要排除血栓可能。

(三) MRI表现

平扫T_1WI像呈低信号,T_2WI像呈高信号,肿块内可有囊变、坏死、出血、脂肪变性和纤维间隔等改变而导致肝癌信号强度不均匀,表现为T_1WI的低信号中可混杂有不同程度的高信号,而T_2WI的高信号中可混杂有不同程度的低信号。瘤周假包膜、静脉瘤栓、瘤周水肿和腹水为肝癌的MRI特征性表现,静脉内癌栓形成时血管内正常流空效应消失呈中等信号,Gd-DTPA增强扫描瘤体呈均匀或不均匀性强化。

(四) 诊断与鉴别诊断

肝癌主要应与肝血管瘤、转移性肝癌、早期肝脓肿相鉴别。

七、肝转移瘤

人体任何部位的恶性肿瘤均可转移至肝脏,称为肝转移瘤(metastatic tumor of the liver);食管、胃肠、胆胰脾等恶性肿瘤主要经门静脉系统转移,是肝转移瘤最主要的途径,占35% ~50% ,子宫、卵巢、前列腺、膀胱和输尿管、腹膜后组织的恶性肿瘤可通过机体腔门静脉吻合支进入肝;经肝动脉系统转移到肝脏常见的恶性肿瘤有肺癌、乳腺癌、肾癌、甲状腺癌、鼻咽癌、皮肤癌、视网膜母细胞瘤、恶性黑色素瘤等。胆胰、胃肠、子宫等器官的肿瘤可经肝门部淋巴群沿淋巴管进入肝,但较少见。肝脏邻近器官如食管下段、胃、胆囊、胰腺、右肾上腺、右肾、结肠肝曲、小肠等恶性肿瘤可以直接蔓延侵犯肝脏,其中以胆囊较常见。肝转移性瘤常以原发病灶的症状为主要表现,如胃癌肝转移时出现上腹部疼痛、腹胀、大便隐血阳性;结肠癌肝转移时表现为大便习惯或性质改变、贫血、腹部包块、消瘦;乳腺癌肝转移时表现乳房肿块、乳头溢液等。转移灶增大时可出现肝区疼痛、肝肿大、消瘦、黄疸、腹水等,多数肝转移瘤首先表现为不规则低热,部分患者无原发病灶的症状,而直接呈现转移性肝癌的征象。转移性肝癌很少出现肝硬化及门静脉癌栓。

(一) 超声表现

1. 结节型

常见于胃、肺、肺腺等腺癌肝转移,瘤体直径多在3 cm左右,肝实质见单发或多发结节,边界清晰,病灶周边有较宽的低回声晕环绕,内部为较均匀的等回声或高回声,其中央部有小片状无回声或弱低回声呈现为"牛眼征"。

2. 巨块型

常见于肾或直肠肿瘤转移,瘤体直径多在 5~10 cm 左右,肝内见单个混合回声结节,边界清晰,形态较规则,内部回声以高回声或等回声为主,中央部可见较大范围不规则无回声区。

3. 浸润型

胆囊、胃、右肾等原发癌与肝毗邻处可见不规则肿块影,边界不清,内为不均匀性低回声。

(二) CT 表现

CT 平扫时肝内见类圆形低密度灶,边界不清,部分瘤体中央部密度更低;快速注药增强扫描在动脉期及门静脉期瘤体出现环形强化,其周围可见低密度水肿带,瘤体中央呈低密度形成"牛眼征"(图3-6-4);在脂肪肝基础上出现的转移病灶由于其密度略高于或接近于肝实质而容易漏诊,在增强扫描时显示较理想,部分病灶需做延扫描。

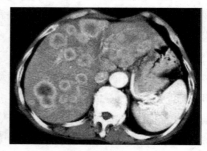

图 3-6-4　结节型转移性肝癌"牛眼征"

(三) MRI 表现

平扫 T_1WI 呈稍低信号,T_2WI 呈稍高信号,病灶内有坏死时 T_1WI 的信号更低,T_2 加权信号更高称为"牛眼征",部分病灶周围血供丰富、水肿时可见"月晕状"高信号环。

(四) 诊断与鉴别诊断

肝转移瘤主要与肝癌、肝囊肿、肝血管瘤及肝脓肿相鉴别。

任务 7　胆道病变

一、胆囊炎

胆囊炎(cholecystitis)多由于胆道感染、情绪失调、不健康饮食、胰液反流及肠道寄生虫等引起胆汁淤积梗阻和细菌感染所致,依据胆囊感染、梗阻程度和病程的不同阶段可分为急性和慢性两种;急性胆囊炎根据炎症发展程度可分为单纯性、化脓性、坏疽性;慢性胆囊炎常为急性胆囊炎迁延而来,也可为胆囊原发慢性炎症。急性胆囊炎好发于30~60 岁女性,轻者可有低热、消化不良、右上腹胀痛及压痛,重症患者起病急骤,表现为恶心呕吐、右上腹绞痛、高热寒战,20% 患者可有黄疸,甚至出现严重的腹膜刺激症状。约有 6%~12% 急性胆囊炎常在发病后 3 天发生穿孔,形成弥漫性腹膜炎、膈下感染、胆瘘、肝脓肿等。慢性胆囊炎依据胆囊功能可分为 3 个阶段,常见症状为右上腹反复发作性疼痛,并向右肩胛下区放射,可伴有反射性恶心,嗳气等消化不良症状,进食油腻食物后加重。

(一) 超声表现

1. 急性胆囊炎

早期仅可见胆囊略有紧张饱胀感,囊壁略厚壁内血流信号增多,腔内胆汁透声略差,可见结石影。随着病情发展可出现胆囊体积增大,张力增高,边缘轮廓线粗糙模糊,囊壁弥漫性增厚达 5 mm 以上呈"双边"样改变,腔内可见密集点状或絮样沉积回声,随呼吸动作呈悬浮状运动改变,超声"莫菲征"阳性(在检查过程中用探头按压胆囊嘱患者深吸气时疼痛突然加剧而被迫屏气),病情严重时胆囊床可见不规则弱回声区,胆囊壁显著增厚,回声粗乱厚薄不均,可见随呼吸运动而闪烁移动的强回声反射,胆囊穿孔时可见胆囊形态不规则,局部胆囊壁连续中断,周围可见境界不清混合回声区。

2. 慢性胆囊炎

第一阶段胆囊大小形态基本正常,囊壁增厚约 4 mm 左右,囊壁较光滑,可见到结石强回声,脂餐试验显示胆囊收缩功能尚好;第二阶段炎症进一步加重,胆囊体积可增大或略小,囊壁明显增厚欠光滑,回声增强,腔内可见点絮状沉积回声,胆囊收缩功能降低;第三阶段胆囊萎缩,囊壁弥漫性或局限性显著增厚可达 15 mm 呈中等回声,囊腔内可充满结石,基本无胆汁回声,胆囊无收缩功能。部分严重患者仅残存一小块瘢痕组织与肝门组织或肠管粘连而显示不清。

(二) CT 表现

急性胆囊炎 CT 平扫示胆囊体积增大,横径大于 4.5 cm,囊壁增厚超过 3 mm,边缘模糊,周围可见低密度水肿带,囊腔内可见气体影及结石影,当胆囊穿孔时周围正常脂肪间隙消失而形成脓肿;增强扫描可见胆囊壁明显强化。慢性胆囊炎胆囊体积可增大或缩小,囊壁弥漫性增厚,部分可有钙化,增强扫描囊壁均匀强化。

(三) MRI 表现

急性胆囊炎平扫囊腔胆汁及增厚的囊壁 T_1WI 呈低信号,T_2WI 呈高信号,Gd-DTPA 增强扫描时囊壁强化比慢性胆囊炎更为明显。

(四) 诊断与鉴别诊断

主要与胆囊癌、胆囊腺肌增生症、急慢性肝损害、右心衰等其他疾病引起的胆囊壁增厚以及胆囊扭转、胆囊颈管综合征等疾病所引起的胆囊肿大相鉴别。胆囊扭转多见于瘦长形中老年女性,当检查发现胆囊积液肿大以横径显著伴囊壁增厚、囊周渗出、胆道系统未发现结石及占位病变时要考虑到胆囊扭转可能;胆囊颈管综合征又称原发性慢性胆囊颈管炎,多见于青壮年,检查可见胆囊张力性增大,以横径明显,囊壁清晰不厚,腔内胆汁透声良好,肝外胆管不扩张,脂餐试验显示胆囊无收缩功能,右上腹疼痛多在午夜。

二、胆道蛔虫

胆道蛔虫(ascaris lumbricoides of the gallbladder)是由于高热、腹泻、饥饿、胃酸度降低、饮食不节、驱虫不当及手术刺激时位于小肠中下段的蛔虫逆行进入胆道所引起。多见于学龄儿童、农民及中晚期妊娠的孕妇。以突然发作的剑突下钻顶样剧烈绞痛为主要临床特征,在绞痛时恶心呕吐相伴发生,吐出物中可含胆汁或蛔虫。当蛔虫完全进入胆道或自行退出时症状可缓解或消失;出现胆道感染时,则腹痛持续;当合并肝脓肿时,可有肝区、腰背部胀痛;当合并急性胰腺炎时,腹痛可扩展到上腹中部、左上腹及腰背部。若蛔虫致胆道穿孔,可出现全腹持续剧烈腹痛及腹膜刺激征。胆道感染严重时,可出现败血症等。当蛔虫引起胆道出血时,可有上腹爆炸性疼痛、轻度黄疸和上消化道大出血三联征。

(一)超声表现

在扩张的胆管长轴切面内可见直径约 3 ~ 5 mm 双线状强回声呈条形或蜷曲样,中心为暗区及稀疏点状回声,前端圆钝,可从胆总管一直伸入到肝内分支胆管,边缘清晰,后方无声影,存活蛔虫可见蠕动,当蛔虫进入到胆囊内可见到囊内弯曲的管状回声。虫体死亡干瘪后胆道内可见长条状强回声,部分后方可有淡声影,可随体位改变移动。

(二)CT 表现

CT 连续多层面扩张的胆管中央出现异常密小环状、双轨状软组织密度影,增强扫描无强化。

(三)MRI 表现

MRI 轴位扫描时可见肝内外胆管部分扩张,胆管内可见细条形或斑点状低信号影,边界清楚;MRCP 显示更为直观。

(四)诊断与鉴别诊断

胆道蛔虫主要与胆道结石、胆道内血块及脓块相鉴别。

三、胆道结石

胆道结石(cholelithiasis)是由于胆道内胆汁成分在饮食、感染、肥胖、雌激素、遗传、情绪、手术等各种因素影响下析出、凝集而成;包括胆囊结石、胆总管结石和肝内胆管结石。常见结石分为混合性、胆色素性和胆固醇性 3 种;结石可单发、多发或呈泥沙样,胆固醇结石体积较大而单发,胆色素结石体积小而多发,约 75% 位于胆管内,混合性结石可单发或多发。临床上多见于中老年女性,表现为右上腹隐痛、饱胀及消化不良,部分患者可无明显症状。当结石发生发生嵌顿或胆道感染时可引起胆道急性梗阻,主要表现为中上腹或右上腹呈持续性逐渐加重的疼痛,常放射至右肩胛处或肩部,常合并有呕吐。如果结石嵌顿在胆囊管可导致胆囊积液肿大,当结石压迫或炎症波及引起肝总管或胆总管不同程度梗阻,导致胆管炎、梗阻性黄疸为特征的一系列的症状时称为 Mirizzi 综合征。当结石位于胆总管开口或胆总管开口壶腹区,感染严重时则会出现上腹部绞痛、寒战发热和黄疸三者并存(夏科三联征),甚至导致中毒性休克、急性胰腺炎及胆汁性腹膜炎等危重并发症。部分胆管结石患者长期慢性梗阻可发生继发性胆汁性肝硬化。

(一)超声表现

1. 胆囊结石

典型的胆囊结石超声表现为胆囊腔无回声区内可见单个或多个圆形或半月形强回

声光团后方伴有声影,随体位改变移动;胆囊内充满结石时可见胆囊萎缩,囊壁增厚,腔内胆汁无回声区消失而呈半月形强回声带后伴宽声影形成"WES 征";胆囊泥沙样结石可见胆囊后壁颗粒样强回声后伴淡声影,随体位改变移动形态发生变化;胆囊壁内结石为胆囊腺肌增生症产生在罗-阿氏窦腔隙内小结石,超声表现为明显增厚囊壁内见小、无回声及慧星尾状强回声相间,局部黏膜层连续,彩色多普勒超声无血流信号,脂餐试验显示胆囊收缩功能良好或亢进;Mirizzi 综合征胆囊颈部见强回声光团伴声影,不随体位改变移动,肝总管局部受压狭窄,近端及肝内胆管扩张,肝外胆管中下段不扩张。

2. 胆总管结石

胆总管内可见圆形或半月形强回声后伴声影,部分强回声可随体位改变移动,与胆管壁分界清楚,其间可见较窄的无回声,管壁略厚回声光滑,近端胆管扩张。

3. 肝内胆管结石

超声表现肝实质内可见与门静脉伴行、沿肝内胆管分布的圆形或条索状强回声团后伴声影,其远端小胆管内径扩张与伴行的门静脉形成"平行管征",或树枝状扩张。

(二) CT 表现

胆色素性结石为高密度,胆固醇性结石为低密度,混合性结石呈混杂密度。胆囊结石时囊壁可增厚,囊内可见单个或多个异常密度影;肝内胆管结石多表现为肝实质内点状、条索状或铸形高密度影,其远端小胆管内径扩张;胆总管结石表现为扩张的胆管内可见圆形或半月形致密影,与胆管壁分界清,形成"靶环征"或"半月征",其上端胆管内径扩张。

(三) MRI 表现

多数结石在 T_1WI 和 T_2WI 均呈低信号,胆囊结石常伴有慢性胆囊炎,胆管结石可见伴发胆管扩张。

(四) 诊断与鉴别诊断

胆道结石在超声检查时需要与胆道内积气、肿瘤及炎性沉积物相鉴别,部分使用第3 代头孢菌素类抗生素(头孢曲松钠)患者易在胆囊内形成药物结晶,多在停药 1 周后排出。

四、胆道癌症

胆道癌症(biliary tract cancer)大多数为腺癌,包括胆囊癌及胆管癌,病理上可分为浸润型、乳头型及黏液型。胆囊癌早期多无特异性症状,中晚期患者有持续性右上腹痛、消瘦、进行性黄疸、腹水及腹部包块。胆管癌多表现为无痛性进行性加深的黄疸、皮肤瘙痒、食欲减退、消瘦、大便色浅黄甚至呈白陶土色等。

(一) 超声表现

1. 胆囊癌

(1) 隆起型:胆囊壁出现 2.5 cm 以内的乳头状、蕈伞状突向囊腔的中等回声,基底较宽,表面不整,与囊壁分界不清。

(2) 厚壁型:胆囊壁呈局限性或弥漫性不规则增厚的实质性回声,内壁粗糙,囊腔狭窄变形,外缘与肝脏分界欠清,局部可见低回声晕。

（3）混合型：胆囊壁不规则增厚并形成不规则结节状肿块突向囊腔,囊腔变形或消失,周边可见不规则声晕,与肝脏分界欠清。

（4）实块型：正常胆囊表现为杂乱的实质性肿块回声,与肝脏无明显分界,常伴有结石强回声,肝实质内可见浸润病灶,肝门部可见肿大的低回声淋巴结。

2. 胆管癌

（1）管壁浸润型：纵切面显示局部胆管壁增厚呈实性中等回声,管腔不均匀性狭窄,横切面显示受累胆管壁呈环形增厚,周边可见淡声晕。

（2）腔内结节型：胆管内可见乳头状或结节状实性回声突入管腔,引起胆管部分或完全阻塞。

胆管癌阻塞部位及其周围可见边界不清的强回声区,梗阻以上水平胆管显著扩张,彩色多普勒超声可见癌肿及受累的管壁内血流信号丰富。

（二）CT 表现

1. 胆囊癌

（1）囊壁增厚型：囊壁局限性或弥漫性不规则增厚,内缘不整,增强扫描可见胆囊壁明显强化。

（2）结节型：由囊壁突入囊腔内单发或多发乳头状结节影,密度欠均匀,可显示部分囊腔。

（3）肿块型：胆囊区显示与肝组织密度相近的实质性软组织肿块影,边界不清,囊腔大部或完全消失。

（4）阻塞型：胆囊癌发生在胆囊管或胆囊颈部引起梗阻,胆囊积液增大,囊壁略厚,肿瘤体积较小而显示欠清,增强扫描可见小肿块。

2. 胆管癌

胆管癌的 CT 平扫为低位胆管梗阻,局部胆管壁不规则增厚和管腔内软组织肿块影,增强扫描可见边缘细线状强化密度均匀的低密度肿块影。

（三）MRI 表现

MRI 显示胆囊壁或胆管壁不规则增厚及腔内肿块,癌组织在 T_1WI 呈略低信号,T_2WI 均呈略高信号,瘤较大时信号多不均匀,Gd-DTPA 增强扫描时瘤体明显强化,MRCP 可显示梗阻以上水平胆管扩张及梗阻部位的软组织肿块影。

（四）诊断与鉴别诊断

胆囊癌主要应与慢性胆囊炎、胆囊腺肌增生症、胆囊息肉及胆囊内黏稠的沉积物相鉴别。胆管癌主要应与胆管炎、胰头癌、肝癌、胆管结石及胆管内沉积物等相鉴别。

任务8　胰腺病变

一、胰腺炎

胰腺炎(pancreatitis)是由胆汁反流和胰液分泌亢进导致胰蛋白酶自身消化作用而引起的胰腺腺体及周边组织炎性改变,分为急性或慢性。急性胰腺炎胰腺呈炎性水肿、出血及坏死,好发于中年男性,发作前患者多有暴饮暴食或胆道疾病史,临床表现为突然发作的上腹部剧烈疼痛并可出现休克。慢性胰腺炎是由于胆道疾病或酒精中毒等因素导致的胰腺腺泡及胰管进行性损害和纤维化,常伴钙化、假性囊肿形成,主要表现为腹痛、消瘦、腹泻及脂肪泻。

(一)超声表现

1. 急性胰腺炎

(1)急性水肿性胰腺炎:胰腺体积弥漫性均匀性增大呈腊肠样或局限性肿大,表面光滑,腺体呈均匀性低回声,后方回声增强,主胰管扩张多不明显,胰尾部可见小片状暗区回声,邻近血管走行自然,胰腺局限性炎症可逐渐缩小或自行吸收消失。

(2)急性出血坏死性胰腺炎:胰腺体积弥漫性肿大,形态失常呈不规则形,表面不整,腺体回声强弱不均,可见点絮状强回声、小片状无回声暗区及低回声区相间,胰周可见不规则无回声区。

2. 慢性胰腺炎

胰腺体积略大或局限性肿大,与周围组织分界不清,表面不整,腺体回声呈不均匀性增粗增强,主胰管呈串珠状不规则形扩张,部分主胰管可见结石强回声光团伴声影。

(二)CT 表现

1. 急性胰腺炎

(1)轻度急性胰腺炎:Ⅰ级胰腺腺体及胰周脂肪组织显示正常;Ⅱ级胰腺呈弥漫性或局限性肿大,轮廓欠规则,腺体密度略低,可见小片状积液和胰管轻度扩张,胰周脂肪无炎性改变;Ⅲ级胰腺体积增大,轮廓不整,腺体密度减低,可见密度不均区,胰周脂肪层模糊消失。

CT 增强扫描时可见胰腺呈均匀性强化。

(2)重度急性胰腺炎:Ⅳ级胰周出现1个间隙积液;Ⅴ级胰周出现2个或2个以上间隙积液,胰腺腺体内或胰周出现气泡影。CT 平扫胰腺体积弥漫性增大,轮廓不清,腺体内可见低密度区及高密度区相间,增强扫描胰腺腺体呈不均匀性强化。

2. 慢性胰腺炎

胰腺体积呈弥漫性略大或缩小,主胰管呈不规则形扩张,实质内可见结节状或条索状钙化及假性囊肿,胰周筋膜增厚与腹壁相连。

（三）MRI 表现

1. 急性胰腺炎

胰腺呈急性水肿时在 T_1WI 呈略低信号、T_2WI 呈高信号,当炎症严重有出血时在 T_1WI 及 T_2WI 均呈高信号。

2. 慢性胰腺炎

胰腺体积略大或缩小,边界不清,T_1WI 呈略低信号、T_2WI 呈高信号及高低混杂信号。

（四）诊断与鉴别诊断

胰腺炎主要应与胰腺癌相鉴别。

二、胰腺囊肿

胰腺囊肿(pancreatic cyst)包括真性囊肿和假性囊肿;真性囊肿是由于先天性或后天性原因引起胰液潴留而形成,囊内壁为腺管或腺泡上皮组织,主要分为先天性、潴留性、赘生性及寄生虫性。假性囊肿约占胰腺囊肿的一半,是由于胰腺局部组织坏死、渗出、纤维包裹形成,囊内壁为肉芽组织或纤维组织,多继发胰腺急慢性炎症、腹部外伤及部分手术。较小胰腺囊肿多无明显症状,较大囊肿常表现为中上腹或右上腹肿块,有腹痛、低热及恶心、呕吐等胃肠道压迫症状。

（一）超声表现

1. 真性囊肿

（1）先天性囊肿:多见于幼儿,胰腺实质内见单发或多发类圆形无回声,内呈单房或多房,境界清,内透好,后方回声有增强效应,常与多囊肝及多囊肾合并存在,当囊肿过小时胰腺回声呈不规则增强。

（2）潴留性囊肿:胰腺实质内单发较小的无回声暗区,与胰管相通,常见合并存在的胰管结石、胰腺回声不均及胰腺钙化等慢性胰腺炎超声表现。

（3）赘生性囊肿:多见于中年女性,好发于胰体尾部;胰腺实质内见囊性为主的混合回声肿块,囊内呈分隔样、多房性无回声,囊壁多薄而光滑,分隔纤细,多为浆液性囊腺瘤;囊壁及分隔见乳头状或结节状实性回声突入囊腔时多为黏液性囊腺瘤,若囊壁明显增厚,境界不清,内部分隔及结节状回声粗大,瘤体增长速度快,彩色多普勒超声显示血流信号丰富时则要考虑腺瘤癌变。

（4）寄生虫性囊肿:囊肿壁不规则增厚,回声增强,边缘光滑,囊内可见多房子囊及斑点片状头节强回声。

2. 假性囊肿

多位于胰体尾部单发类圆形囊性包块,囊壁略厚,与周围组织分界欠清,囊内无回声区内可见斑点状及小片状增强回声,其后方回声有增强效应,囊肿较大时可压迫腺体及周围组织,导致胰腺形态失常。

（二）CT 表现

1. 真性囊肿

CT 表现为单个或多个大小不等类圆形水样密度影,境界清,无明显包膜。先天性囊肿常合并有多囊肝、多囊肾。潴留性囊肿多为单发、体积较小,囊肿可与胰管相通。赘生性囊肿为多见于胰体尾部的囊腺瘤,浆液性囊腺瘤囊内可见蜂窝状分隔及中央部星状瘢痕,增强后分隔影明显强化;黏液性囊腺瘤常见多房,囊腔较大,囊壁厚薄不均,附壁可见乳头状结节或钙化,增强后囊壁及实性部分可强化,如果囊壁厚度 >1 cm、实性部分较多,边界不清,甚至侵犯邻近组织器官则是黏液性囊腺癌表现。寄生虫性囊肿典型 CT 表现为多囊及囊内分隔,囊内见子囊,囊壁可有钙化,增强后囊周围结构强化明显。

2. 假性囊肿

CT 平扫囊性肿块呈水样密度,边界清晰,囊壁薄而均匀,无壁结节,可单房或多房,增强后囊壁可轻度强化,囊内容物不强化,当囊腔内有气液平面时则提示胰腺脓肿形成。

（三）MRI 表现

病因不同,其 MRI 表现可有较大变化,一般表现为胰腺内单发或多发囊性病变,边界光滑,T_1WI 呈略低信号、T_2WI 呈高信号,在囊内有感染出血时信号多不均。

（四）诊断与鉴别诊断

胰腺囊肿主要与胰腺癌、胰腺假性动脉瘤及邻近组织的囊性病变相鉴别。

三、胰腺癌

胰腺癌（pancreatic carcinoma）是消化系统常见恶性肿瘤之一,好发于 40 岁以上男性,与长期饮酒、吸烟、喝咖啡、幽门螺杆菌感染、糖尿病及慢性胰腺炎有密切关系,以来自胰管上皮细胞的腺癌最为常见,约 75% 的胰腺癌发生于胰头部。胰腺癌早期无特异症状,仅有上腹不适、隐痛及消化不良等表现,一旦出现腹痛、黄疸、进行性消瘦等症状则多属晚期。

（一）超声表现

胰腺形态失常,轮廓不规整呈局限性肿大,局部可见圆形或不规则形肿块回声,境界欠清,其后方回声衰减或消失,胰管受压阻断远端扩张,彩色多普勒超声可见高速低阻动脉血流信号。部分胰体尾部癌在饮水后检查显示更清,全胰癌时胰腺体积呈弥漫性肿大,轮廓清晰不规则呈波浪状,内部回声不均呈粗大斑点状,胰管扩张多呈串珠样。超声内镜（EUS）可准确发现 <1 cm 的小胰腺癌。

（二）CT 表现

胰腺形态失常,腺体局限性肿大,局部可见低密度或等密度的肿块,胰周脂肪层消失,肿瘤侵犯或包绕血管,胰管和胆管扩张呈"双管征",体尾部腺体组织萎缩,肿瘤远端可见潴留性小囊肿,腹腔动脉和肠系膜上动脉旁可见肿大淋巴结。增强扫描时由于肿瘤少血供呈不均匀性低密度灶,而正常部分胰腺组织强化明显,使肿瘤形态轮廓更加清晰。

（三）MRI 表现

胰腺癌 MRI 表现为局部形态及轮廓改变,边缘欠清,肿块不规则,T_1WI 呈低信号、T_2WI 呈高信号或低信号,若伴有出血坏死则出现高低混信号,Gd-DTPA 增强扫描时瘤体强化不明显,而与轻度增强的正常腺体在 T_1WI 形成较明显对比,可见周围血管受压包绕及瘤栓形成,MRCP 可显示梗阻后胆管扩张及胰管非穿透性扩张。

（四）诊断与鉴别诊断

胰腺癌主要应与慢性胰腺炎、胰腺囊性瘤(癌)、胆管癌、胰岛细胞瘤及壶腹癌等相鉴别。

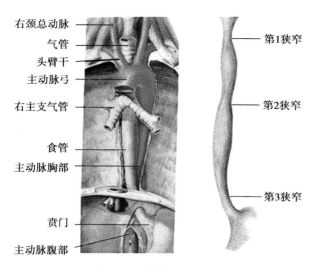

右颈总动脉
气管
头臂干
主动脉弓
右主支气管
食管
主动脉胸部
贲门
主动脉腹部

第1狭窄
第2狭窄
第3狭窄

图 1-1-3 食管(前面观)

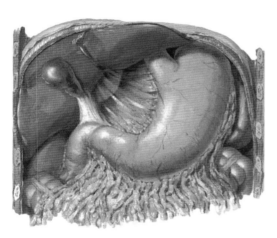

图 1-1-7 胃位置

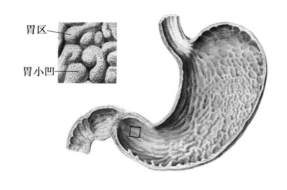

胃区
胃小凹

图 1-1-9 胃黏膜皱襞

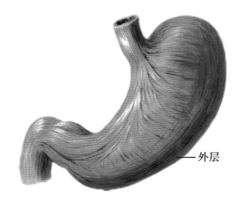

外层

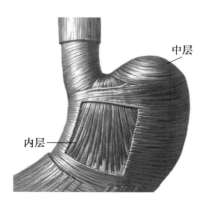

中层
内层

图 1-1-10 胃壁肌层

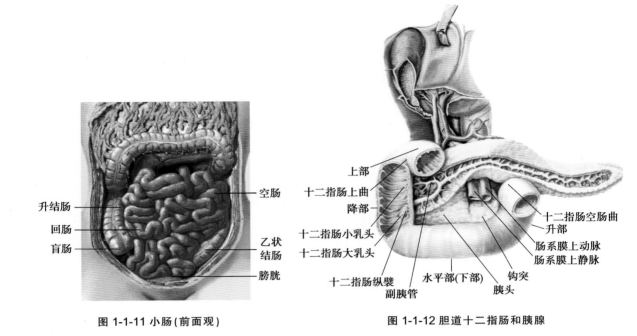

图 1-1-11 小肠 (前面观)

升结肠
回肠
盲肠

空肠
乙状结肠
膀胱

图 1-1-12 胆道十二指肠和胰腺

上部
十二指肠上曲
降部
十二指肠小乳头
十二指肠大乳头
十二指肠纵襞
副胰管
水平部(下部)
胰头
钩突
十二指肠空肠曲
升部
肠系膜上动脉
肠系膜上静脉

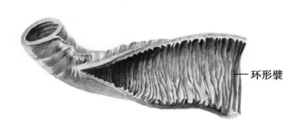

环形襞

图 1-1-14 空肠

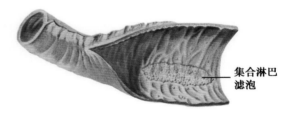

集合淋巴滤泡

图 1-1-15 回肠

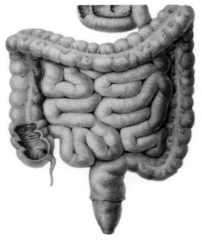

图 1-1-16 大肠

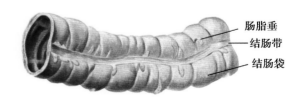

肠脂垂
结肠带
结肠袋

图 1-1-17 结肠

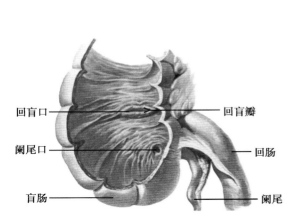

图 1-1-18 盲肠和阑尾

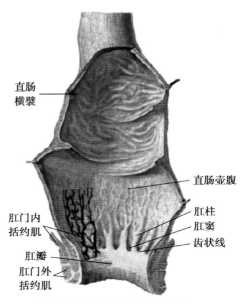

图 1-1-19 直肠和肛管（内面观）

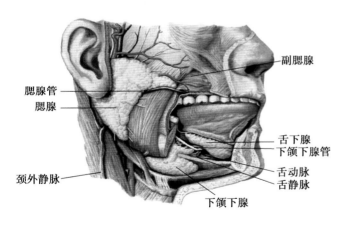

图 1-2-1 腮腺、下颌下腺及颌下腺（外侧面）

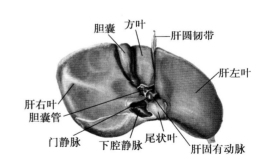

图 1-2-2 肝（下面观）

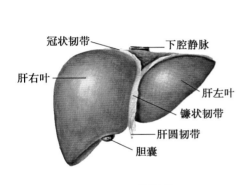

图 1-2-3 肝（前面观）

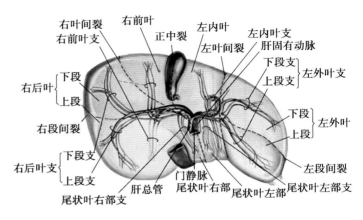

图 1-2-4 肝叶、肝段和血管、胆管的肝内分布

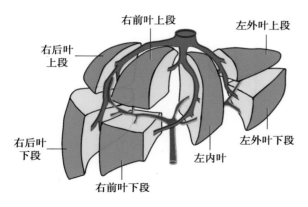

图 1-2-5 肝段（couinaud 肝分段法）

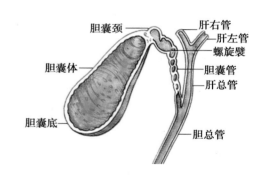

图 1-2-6 肝外胆道

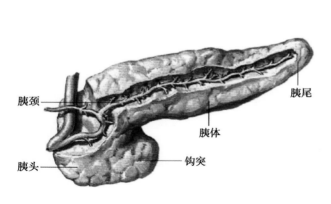

图 1-2-7 胰

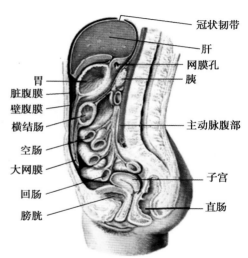

图 1-2-8 女性腹腔正中矢状位断面

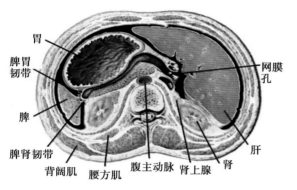

图 1-2-9 腹腔横断面

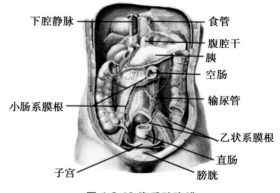

图 1-2-10 腹后壁腹膜

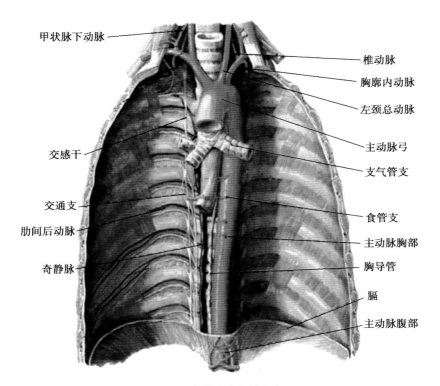

图 1-3-1 胸主动脉及其分布

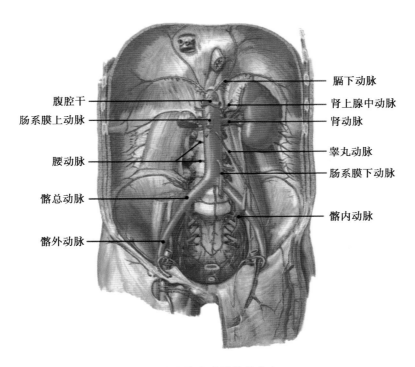

图 1-3-2 腹主动脉及其分布

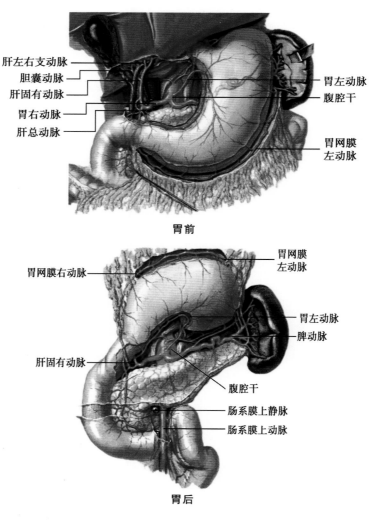

肝左右支动脉
胆囊动脉
肝固有动脉
胃右动脉
肝总动脉

胃左动脉
腹腔干

胃网膜
左动脉

胃前

胃网膜
左动脉

胃网膜右动脉

胃左动脉
脾动脉

肝固有动脉

腹腔干
肠系膜上静脉
肠系膜上动脉

胃后

图 1-3-3 腹腔干及其分支

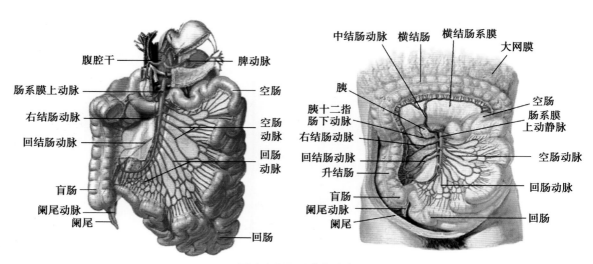

腹腔干
脾动脉
肠系膜上动脉
右结肠动脉
回结肠动脉
空肠
空肠动脉
回肠动脉
盲肠
阑尾动脉
阑尾
回肠

中结肠动脉　横结肠　横结肠系膜　大网膜
胰
胰十二指肠下动脉
右结肠动脉
回结肠动脉
升结肠
盲肠
阑尾动脉
阑尾

空肠
肠系膜上动静脉
空肠动脉
回肠动脉
回肠

图 1-3-7 肠系膜上动脉

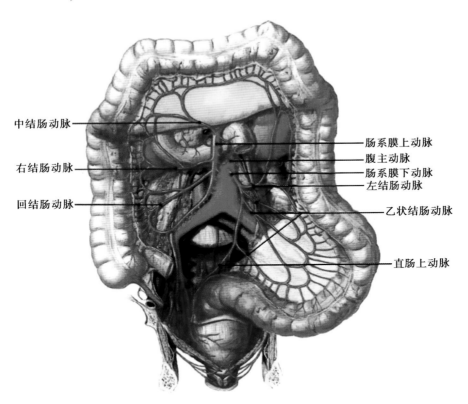

中结肠动脉 —————
右结肠动脉 —————
回结肠动脉 —————

————— 肠系膜上动脉
————— 腹主动脉
————— 肠系膜下动脉
————— 左结肠动脉
————— 乙状结肠动脉

————— 直肠上动脉

图 1-3-9 肠系膜上动脉、肠系膜下动脉

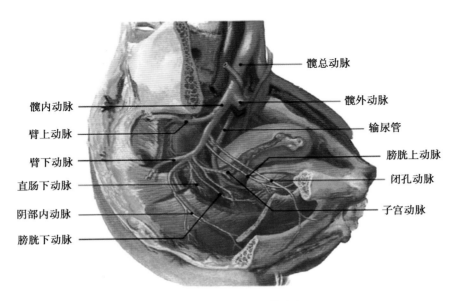

————— 髂总动脉

髂内动脉 —————
臀上动脉 —————
臀下动脉 —————
直肠下动脉 —————
阴部内动脉 —————
膀胱下动脉 —————

————— 髂外动脉
————— 输尿管
————— 膀胱上动脉
————— 闭孔动脉
————— 子宫动脉

图 1-3-11 髂总动脉及其分布

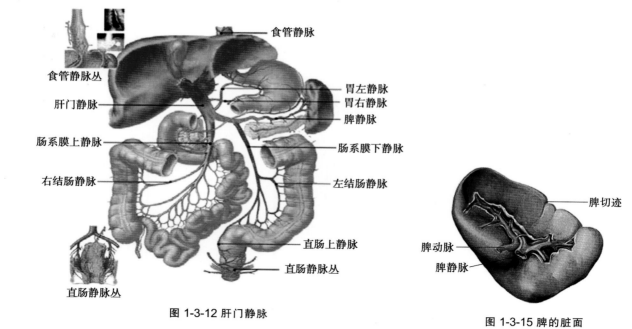

图 1-3-12 肝门静脉

图 1-3-15 脾的脏面

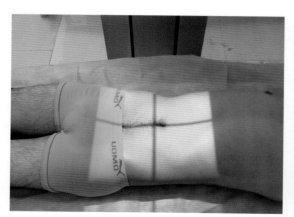

图 2-1-2 腹部仰卧前后位摄影体位

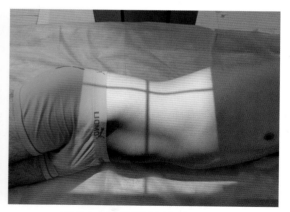

图 2-1-4 腹部侧卧侧位摄影体位

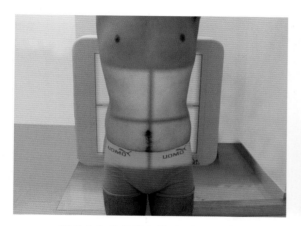

图 2-1-6 腹部站立前后位摄影体位

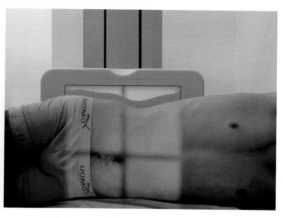

图 2-1-8 腹部侧卧前后位摄影体位